Fonoaudiologia e psicanálise:

a fronteira como território

Dados Internacionais de Catalogação na Publicação (CIP)
(Câmara Brasileira do Livro, SP, Brasil)

Cunha, Maria Claudia
  Fonoaudiologia e psicanálise : a fronteira como território / Maria Claudia Cunha. — 2ª edição — São Paulo : Plexus, 2001.

  Vários Colaboradores.
  Bibliografia.
  ISBN 85-85689-34-X

  1. Corpo e mente 2. Fonoaudiologia 3. Fonoaudiologia - Terapia 4. Psicanálise I. Título

                                          CDD 616.855
01-1488   NLM-WV 100

Índices para catálogo sistemático:
1. Clínica fonoaudiológica : Medicina   616.855
2. Fonoaudiologia : Medicina   616.855

Compre em lugar de fotocopiar.
Cada real que você dá por um livro recompensa seus autores
e os convida a produzir mais sobre o tema;
incentiva seus editores a encomendar, traduzir e publicar
outras obras sobre o assunto;
e paga aos livreiros por estocar e levar até você livros
para sua informação e o seu entretenimento.
Cada real que você dá pela fotocópia não-autorizada de um livro
financia um crime
e ajuda a matar a produção intelectual em todo o mundo.

Fonoaudiologia e psicanálise:
a fronteira como território

Maria Claudia Cunha

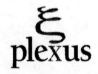

Copyright © 1997 by Maria Claudia Cunha
Direitos desta edição reservados por Summus Editorial.

Capa:
Z&D Estúdio de Artes

Editoração eletrônica:
Z&D Estúdio de Artes

1ª reimpressão, 2024

Plexus Editora
Rua Itapicuru, 613 – 7º andar
05006-000 – São Paulo – SP
Fone: (11) 3872-3322
e-mail: plexus@plexus.com.br

Atendimento ao consumidor
Summus Editorial
Fone: (11) 3865-9890

Vendas por atacado
Fone: (11) 3873-8638
e-mail: vendas@summus.com.br

Impresso no Brasil

Sumário

Prefácio 7

Introdução - isso é tudo 11

Capítulo I
Deslizamentos e deslizes do campo fonoaudiológico 13

Capítulo II
Migrações *versus* profanações dos conceitos psicanalíticos 33

Capítulo III
Boas-vindas à metapsicologia freudiana 51

Capítulo IV
Linguagem, Psicanálise e Fonoaudiologia 81

Capítulo V
As duas orelhas do fonoaudiólogo 115

Capítulo VI
Considerações temporariamente finais 143

Bibliografia 153

"Plantei árvores"enquanto compunha
este livro. Então, o dedico às parcerias
vividas na seleção das mudas e no
preparo da terra: com meus alunos,
com Ruth Palladino, com Regina
Metidieri e com meu pai.

Ora, se a Psicanálise foi inventada por uma
pessoa chamada Freud, no fim do século, em
Viena, a idéia psicanalítica – isto é, o método
interpretativo – não foi inventada por ninguém.
Ela era a resposta certa para o problema da
loucura do nosso tempo... Sua missão,
portanto, é apresentar ao homem o absurdo que
o constitui e, se possível, ajudá-lo a reconciliar-
se com ele, com o absurdo, e consigo próprio.

Fábio Herrmann, 1983.

Prefácio

Curiosa fronteira, aquela de que fala Claudia: a palavra. Que delimita dois territórios nem sempre percebidos como contíguos: a cura pela fala e a cura da fala. Que oceanos de conceitos e técnicas são esses que se interpolam entre as duas curas? Com que conseqüências clínicas? Eis o novo mundo que nos é apresentado – com um convite para a tentativa de desbravamento – neste instigante trabalho de Claudia Cunha, Cláudia Colombo. Que nos incita a um olhar virginal para a palavra, como se fora a primeira vez... ainda uma vez.

A que território pertence a palavra? Ao corpo ou à mente? Sem o instrumento corporal afiado, não há fala. Ou ela acontece de modo torvo, deficiente, podendo prejudicar ou mesmo impedir a comunicação. E, no entanto, problemas intelectuais ou emocionais podem também prejudicar, impedir ou distorcer a comunicação, às vezes de um modo muito mais grave. Sobretudo, a conscientização do modo como articulamos as palavras e frases de acordo com as circunstâncias pode nos levar a saber mais sobre nós mesmos.

E então? Diante de um problema de fala, a que devemos dirigir a atenção terapêutica? À articulação ou à inibição emocional associada? Ou será essa questão decidida pela profissão que abraçamos? E assim nos encontramos navegando em plena história de uma disciplina recente: a Fonoaudiologia, cujos primeiros movimentos constitutivos consistiram em se discriminar da Medicina e da Psicologia para se fundar como um campo próprio de estudo e de exercício clínico.

Fono-audio-logia. A composição do nome sugere um enfoque sobre a materialidade da fala, traduzido em exercícios e técnicas concretas visando a sua produção. E, no entanto, questiona Claudia, é possível mesmo separar o significante do significado a ponto de criar para cada um deles uma clínica específica? E ain-

FONOAUDIOLOGIA E PSICANÁLISE

da: podemos arrancar a palavra de sua função, esquecendo que ela existe em função de se dirigir a um outro, que a recria? Fala-escuta: comunicação. E aqui vertiginosamente o campo se amplia para abarcar a emoção, a mentira, os jogos de sedução e de poder, e tanta coisa mais! É tão fascinante que somos tentados a esquecer a materialidade, da palavra, a articulação, a pronúncia. E novamente Claudia nos aponta o engano, mostrando que é através do significante que se veicula e se instaura o significado. Corpo e alma: vida. Não há como um existir sem o outro. Não há como: e aí está a história para desmentir minha frase. A história dessas duas curas nascidas tão separadas. Mas nem tanto: o solo que as gerou é o mesmo, a Medicina – a busca do alívio para os sintomas.

Sintoma? "Qualquer fenômeno ou mudança provocada no organismo por uma doença e que, descritos pelo paciente, auxiliam, em grau maior ou menor, a estabelecer um diagnóstico". A definição do Aurélio é sugestiva. Primeiro, de organicidade. Segundo, de comunicação entre paciente e médico em direção a um conhecimento sobre o problema.

Mas quando o sintoma se manifesta como palavra traz embutida aí uma dificuldade essencial, que não discrimina a origem: sintoma na fala ou na linguagem? O erro na verbalização é mesmo uma falha técnica a ser corrigida tecnicamente, ou uma mensagem a ser ouvida, uma sinalização de dor? Ou, ainda, esse destino do sintoma deve ficar a cargo do tipo de profissional que o atender? As vias de acesso à ajuda pretendida não justificam esta última opção. Nem está suficientemente estabelecido que profissional se encontra melhor treinado para compreender tais mensagens.

Aqui está, a meu ver, a grande contribuição deste trabalho: a proposta de um novo profissional: "o fonoaudiólogo de duas orelhas". Uma para ouvir o corpo da palavra, sua articulação. Outra para ouvir seu sentido e perceber a comunicação que estabelece – ou que tenta impedir. E poder auxiliar o paciente respeitando a arena escolhida por ele para travar sua batalha com o próprio sintoma.

Porque aí começa a escuta: no entendimento do modo como o paciente diagnostica e pretende curar o próprio problema. Modo que pode, inclusive, se modificar durante o atendimento. E que deve encontrar a autoridade do profissional pronta para se exercer a favor de seu cliente, que é o mesmo que dizer a favor de sua clínica.

As "duas orelhas" metaforizam assim belamente os instrumentos tradicionais da Fonoaudiologia e da Psicanálise. E a beleza, no caso, vem do espírito de que se anima, sem pretensão a superações ou superioridades, mas investido da humildade e da simpatia em relação aos meandros em que uma pessoa se enreda para mostrar, ocultando, onde está sua chaga.

Maria Emília Lino Silva
S. Paulo, outubro de 1997.

Introdução:
isso é tudo

Recentemente, dando uma aula sobre o método clínico fonoaudiológico, finalizei minhas considerações sobre os múltiplos campos de conhecimento que compõem suas bases teóricas sob o olhar – misto de desalento e perplexidade – de uma aluna que, imediatamente, disparou: um fonoaudiólogo tem de saber *tudo* isso? Respondi a questão sem rodeios, tal e qual ela me havia sido formulada. Sim, é preciso saber de tudo isso e, como se não bastasse, ainda realizar uma tarefa adicional: articular *tudo isso* a partir da, e na prática clínico-terapêutica.

Neste livro, texto que originariamente constitui-se na minha tese de doutorado, elaborada no Programa de Pós Graduação em Psicologia Clínica da PUC-SP, a tarefa que assumo é a de analisar as possibilidades de articulação entre Fonoaudiologia e Psicanálise (especificamente *isso*), a partir dos deslizamentos operados no campo fonoaudiológico, particularmente pelas influências da Medicina, da Lingüística e da Psicologia (*tudo* isso).

É das repercussões históricas de tais influências, acompanhadas por suas demandas epistemológicas, que surge a necessidade de uma reflexão sobre a noção de psiquismo como referência indispensável ao método clínico. E aqui essa reflexão se inspira na teoria psicanalítica, especificamente na metapsicologia freudiana, não só pelas peculiaridades desse sistema conceitual, como pela sua compatibilidade com o processo de revisão, ao qual vêm sendo submetidas as concepções de linguagem tradicionalmente utilizadas na área.

Assim, proponho que se estabeleça uma relação de *contigüidade*, em lugar de uma "luta por latifúndios", entre os terrenos psicanalítico e fonoaudiológico, de forma a constituir-se entre eles uma fronteira móvel e de porosa densidade. No novo terri-

FONOAUDIOLOGIA E PSICANÁLISE

tório que essa fronteira imaginária inventa, emergem significativas transformações na prática clínico-terapêutica fonoaudiológica usual, na medida em que a própria noção de sintoma de linguagem é revista, à luz dos processos de funcionamento do aparelho psíquico. E, com certeza, o aprofundamento de estudos sobre o tema fará com que futuras transformações prosperem.

Neste texto, formulações teóricas e material clínico dialogam, interagem o tempo todo. Talvez, para alguns de meus leitores, disso possa resultar a sensação de que a leitura seria mais agradável se tivesse sido utilizada a fórmula convencional; isto é, a da apresentação da teoria e sua posterior ilustração clínica. Contudo, as interrupções – ora das considerações teóricas, ora dos relatos terapêuticos – não devem ser tomadas como rupturas, mas como associações permanentemente tecidas entre ambos os aspectos. É este o importante exemplo metodológico que a Psicanálise nos oferece: as construções teóricas devem se originar na clínica, e a ela sempre retornar.

Mas, nesse sentido, faço meu o alerta de Herrmann: não adianta tentar juntar "estória de gente e, em seguida, colocar algumas teorias psicanalíticas esperando que Deus ajude a juntar as duas coisas. Deus se declara neutro nessas horas, inclusive nosso pai Freud". [1]

Este texto foi escrito para vários interlocutores imaginários: fonoaudiólogos, médicos, psicanalistas, psicólogos, lingüistas, na medida em que eu o defino como o resultado de um estudo psicanalítico sobre o campo fonoaudiológico, com incursões pela Medicina e pela Lingüística. Mas é da autoria de uma fonoaudióloga que o dedica a seus pares, principalmente àqueles que se aventuram, ousam e se encantam com *tudo isso*.

São Paulo, agosto de 1997.

---

[1] In SILVA, M. E. L.(org.) (1993), pgs.144 e145.

Capítulo I

Deslizamentos e Deslizes do Campo Fonoaudiológico

contextualização do problema

A idéia de deslizamento nos remete a algo suave, escorregadio. E supõe as noções de tempo, de deslocamento. Já os deslizes referem-se a equívocos, lapsos; vinculam-se ao espaço, a desvios.

Definindo método (do grego *"méthodos"*) como um caminho para se chegar a algum lugar, diria que o método fonoaudiológico vem deslizando, apesar dos deslizes; traçando um caminho, apesar dos descaminhos.

Este capítulo evidencia esse percurso, particularmente nos últimos quinze anos, de forma a introduzir e justificar o tema central desta obra, isto é, a reflexão sobre a possibilidade de alianças entre a Fonoaudiologia e a Psicanálise. Ao destacar momentos desse movimento, estarei focalizando circunstâncias históricas e suas demandas epistemológicas, sendo que as referências cronológicas não revelam uma preocupação historiográfica. Assim, pretendo compor um memorial estruturado a partir de referências bibliográficas combinadas com análises e impressões pessoais.

Começo lembrando que as práticas fonoaudiológicas são significativamente anteriores à sua institucionalização. Iniciam-se em meados da década de 20, sendo legitimadas academicamente

FONOAUDIOLOGIA E PSICANÁLISE

somente no início dos anos 60,[1] através de cursos de graduação em Fonoaudiologia. É importante salientar também que, desde então, essas práticas jamais foram suspensas, aguardando pela elaboração de seus princípios teóricos e filosóficos fundamentais, e, mais, que deles *aparentemente* prescindiram desde a sua origem mais remota.

Foi necessário em torno de uma década para que surgisse o primeiro programa de estudos pós graduados na área; a produção científica dos anos 70 pode ser considerada quantitativamente reduzida em relação àquela que vem se desenvolvendo a partir de meados dos anos 80. Nos últimos dez anos, não somente incrementou-se a pesquisa acadêmica como pudemos ver intensificar-se o empenho dos fonoaudiólogos em retomar a gênese de seu campo de conhecimento e, ao mesmo tempo, problematizar o processo de construção da sua identidade clínica.

Atualmente, observamos um fenômeno que poderia ser traduzido como "os primórdios de uma epistemologia fonoaudiológica". A meu ver, trata-se de uma espécie de reservatório ativo, para onde o que há de mais essencial à Fonoaudiologia escoou e foi represado: isto é, a tentativa de explicitação de seu objeto e método. E é preciso, desde já, deixar clara a diferenciação entre *método científico*, isto é, a maneira pela qual construem-se teorias; e *método clínico*, aquele que se constitui na relação entre essas teorias e sua aplicação a um objeto, o que eqüivale a uma determinada forma de ação.

Dessa diferenciação parecem-me resultar duas questões complementares, embora distintas, que têm desafiado o pensamento fonoaudiológico contemporâneo: uma relativa ao regime de construção de conceitos teóricos, outra relativa à ação clínica propriamente dita.

Se tentamos analisar a *teoria* que sustenta a nossa área, percebemos que ela se fragmenta em vários campos de conhecimento (Medicina, Psicologia, Psicanálise, Lingüística e Educação, basi-

---

[1] A esse respeito, ver NETO, L. H. F. (1988) e BERBERIAN, A. P. (1995), trabalhos decantados no discurso fonoaudiológico atual num caráter quase que epistolar, dado o seu pioneirismo em elaborar memoriais da Fonoaudiologia brasileira.

MARIA CLAUDIA CUNHA

camente). E disto tem resultado a necessidade de desdobrar-se uma desejável *epistemologia* fonoaudiológica em outras tantas.

Nesse contexto, têm emergido dilemas que, transformados em objeto de pesquisa e debate acadêmico, vêm influenciando o campo fonoaudiológico especialmente na última década. Pretendo analisá-los numa cronologia que não pressupõe gradativa superação, mas sim uma ampliação dos limites dessa discussão.

Acredito que o marco que desencadeia esse período estabelece-se a partir da discussão dos critérios para o estabelecimento dos conceitos de *normal* e de *patológico*, em relação ao diagnóstico dos chamados distúrbios da comunicação.[2] O confronto inicial deu-se com a Medicina, mais especificamente no que se refere ao conceito médico positivista de doença tradicionalmente aceito na clínica fonoaudiológica. Na perspectiva médica, a normalidade estabelece-se a partir de um critério estatístico: normal é o tipo médio, comum, digamos que é a amostra que ocupa a área central de uma curva de Gauss. Ao contrário, o anormal, o patológico, é a discrepância negativa em relação à média, uma modificação quantitativa do estado normal.

A influência da Medicina nos impregnou, por longa data, com a essência do método positivo, o qual estabelece que a manutenção da ordem é a melhor forma de se garantir a evolução adequada de qualquer fenômeno. Assim, assumindo que, no caso do comportamento humano, a ordem é a fisiologia, a patologia se apresenta quando há uma variação quantitativa de um estado fisiológico. A esta variação atribui-se a idéia de sintoma, dado observável como um fenômeno particular, individual, mas interpretado como uma alteração indesejável em relação a leis universais, mensuráveis e invariáveis.

---

[2] Confesso que, no momento em que enuncio esse tema, resisto a aprofundá-lo. Apesar de atribuir-lhe relevância histórica e pessoal (trata-se, inclusive, de assunto tratado em minha dissertação de mestrado), temo que meus leitores / fonoaudiólogos, entediados como eu, suspirem: "de novo!". Mas vou prosseguir, não sem antes pontuar que uma questão dessa natureza já transformou-se quase que num chavão, num "mantra" do discurso fonoaudiológico. Retomarei, mais adiante, os efeitos negativos dessa tendência da Fonoaudiologia brasileira em banalizar-se incessantemente.

FONOAUDIOLOGIA E PSICANÁLISE

Em um primeiro momento dessa reflexão, o discurso fonoaudiológico voltou-se contra o discurso médico de forma paradoxal (um deslize): rigidamente criticou e "culpabilizou" a Medicina pela rígida influência positivista exercida sobre a clínica fonoaudiológica.

O equívoco essencial dessa argumentação, a meu ver, reside em desconsiderar-se a especificidade dos respectivos objetos de ambas as áreas. O conhecimento médico baseia suas descobertas no empirismo, tendo a objetividade como imperativo metodológico – seu objeto é a doença, o que tende a implicar certa desconsideração do doente, e até mesmo do próprio médico. Nessa linha, tornam-se pertinentes as críticas de que a Medicina prima por excluir a subjetividade de seu campo e que, de forma totalitária, não leva em conta diferenças individuais, o que culmina no seu caráter excessivamente dogmático. Contudo, observa-se que nos dias de hoje esses pressupostos têm se constituído também em tema de reflexão epistemológica em alguns setores da área médica. Ocorre, porém, que dada a natureza desse confronto inicial, ao tentar instaurar/recuperar essa subjetividade, a Fonoaudiologia adotou uma posição excessivamente radical. Examinemos esse processo.

Parece-me fundamental assumirmos que nosso objeto não é a doença, no sentido até aqui exposto. Disso decorre que os diagnósticos não devem resultar em mera nomeação de doenças e que os processos terapêuticos não devem buscar exclusivamente a remoção de sintomas observáveis. Em síntese, a reflexão crítica sobre a conceituação positivista dos fenômenos patológicos nos permite propor que a saúde difere da doença e o normal do patológico como uma *qualidade* difere de outra, o que nos impede de definir a anormalidade pela ausência de normalidade.

Mas abandonar esse critério quantitativo/estatístico para a conceituação dos fenômenos patológicos não implica nem em, "magicamente", recuperar para o método clínico a almejada subjetividade, nem em, incorretamente, passar a estabelecer uma equivalência entre os estados normal e patológico a partir de um certo relativismo cultural. A meu ver, fomos, historicamente, capturados por ambos os equívocos. Acresce-se

MARIA CLAUDIA CUNHA

ainda um terceiro, agora relativo ao método científico, isto é, à produção do conhecimento teórico na área, e que será retomado mais adiante, quando for introduzida a clássica questão da "clínica de empréstimos".

A conseqüência primeira desses equívocos foi uma "crise da técnica", uma espécie de "mea culpa" fonoaudiológica que sucedeu-se ao processo de "culpabilização" da Medicina. As técnicas fonoaudiológicas foram tomadas como procedimentos que buscavam apenas adestrar os pacientes, impossibilitando a intersubjetividade essencial ao estabelecimento da relação terapêutica. Transformaram-se no "lixo autoritário" herdado da "ditadura médica", em uma espécie de sanção aplicada por um clínico desprovido de sensibilidade terapêutica sobre um organismo que cometeu o delito de afastar-se da norma.

Esse espírito operou, por um lado, certo preconceito contra os "fonoaudiólogos especialistas", aqueles cuja identidade profissional vincula-se ao domínio, e reconhecida valorização, de técnicas específicas (audiológicas, vocais e/ou de sistema motor oral, basicamente), via de regra através de uma analogia com a idéia de especialidades médicas – criticadas por promover o "esquartejamento" dos pacientes, na medida em que não pressupõem uma concepção bio-psico-social de sujeito. Por outro lado, e conseqüentemente, passou-se a questionar o espaço e o valor atribuído ao ensino das técnicas nos cursos de graduação,[3] a partir de uma argumentação que hoje rejeito, mas da qual confesso já ter compartilhado.

Hipótese clássica: "os fonoaudiológos são meros tecnocratas e, pelo abuso tecnicista, cindiram teoria e prática"; com essa retórica, acreditava-se que, subestimando-se as técnicas, as teorias surgiriam naturalmente em seu lugar. Dizia-se também que, como decorrência dessa cisão, as técnicas promoviam a desconsi-

---

[3] Refiro-me aqui, mais especificamente, aos efeitos causados nos cursos ministrados em instituições onde historicamente a Fonoaudiologia vinculou-se à tradição humanista (situação exemplar da PUC/SP), em oposição àqueles cuja origem e desenvolvimento vinculou-se e, para alguns submeteu-se, à tradição médica. No segundo caso, considero que esses efeitos encontraram maior resistência, mas fizeram-se notar, embora de forma mais lenta e menos consensual.

FONOAUDIOLOGIA E PSICANÁLISE

deração das peculiaridades do sujeito/cliente, inviabilizando uma clínica dotada de caráter humanista.

Dessa crítica à dicotomização, instaurou-se uma reflexão epistemológica que implicou, inclusive, no relativo abandono de certas técnicas. Mas convenhamos que uma determinada técnica não pode sequer ser compreendida, para poder ser aplicada, caso se desconheça totalmente os conceitos teóricos que a fundamentam. Neste caso, seria preciso reconhecer que, por extensão, desconhece-se a própria técnica e este não era, e não é, o caso. E aqui acho importante desde já evocar o caráter técnico como indispensável aos processos terapêuticos, o que não eqüivale a propor seu uso indiscriminado e/ou generalizante. Técnica é a ação que resulta do método clínico que, como já foi dito, refere-se exatamente à relação entre a teoria e sua aplicação, isto é, à prática.

Entretanto, essa ilusão – algo que poderia ser traduzido como uma crença de que "as teorias pré existem, precisam apenas ser reveladas" – desencadeou, a meu ver, a tematização de uma questão essencial ao método clínico. Esse discurso foi revisto, produzindo um novo deslizamento: o problema passou a residir no fato da clínica fonoaudiológica não ser capaz de *falar* (isto é, teorizar) sobre o que efetivamente *faz*. E, então, pareceu ser necessário "rechear" a prática com teorias. Deslize grave: na tentativa de legitimar este fazer, tentou-se "encaixá-lo" em sistemas conceituais interdisciplinares já existentes, construídos, evidentemente, para os objetos que lhes são próprios.

Vou deter-me um pouco mais neste momento que, de fato, configura-se num longo período. Poderíamos nomeá-lo como "a fonoaudiologia e seus algozes", lembrando que o mais ancestral, a Medicina, já foi introduzido e que é necessário que o leitor permaneça considerando os seus constantes efeitos residuais.

Retomando: a crítica a uma concepção médico-positivista do fenômeno patológico desdobrou-se numa "crise da técnica", ancorada, em última instância, na idéia de que para se definir a doença não é preciso desumanizá-la. Considero ser este um importante produto, em si mesmo, de uma reflexão epistemológica, no sentido de revelar – mais uma vez, um deslizamento – um outro dilema intrínseco a essa reflexão. Podemos enunciá-lo como um movimento no sentido da Fonoaudiologia se recusar a per-

MARIA CLAUDIA CUNHA

petuar-se como uma "clínica de empréstimos",[4] isto é, de mera *aplicação* de conhecimentos de áreas afins. Dessa vez, o confronto deslocou-se para o campo da Lingüística. Essa polêmica mantém, em suas origens, estreita relação com aquela que estabeleceu-se com a Medicina: o problema da conceituação do fenômeno patológico. Aqui, entretanto, é necessário acrescer um termo que instaura um campo peculiar: fenômenos patológicos da LINGUAGEM. Inicialmente mais uma rearticulação: da análise até aqui desenvolvida já é possível assumir que o objeto da Fonoaudiologia difere do da Medicina, isto é, não é a doença. Se tentarmos realizar o raciocínio análogo em relação à Lingüística, a situação se complica. Vejamos: o objeto fonoaudiológico difere do lingüístico, isto é, não é a linguagem (?!). Não parece possível sustentar essa afirmação, genericamente. Outra saída: o objeto da Lingüística é a linguagem, o da Fonoaudiologia é... ?

Muito bem: se assumirmos que o objeto não precede a teoria, mas é construído por ela, diante da dificuldade em enunciar o objeto do conhecimento fonoaudiológico, fatalmente, seríamos levados a concluir que esse conhecimento não existe, da mesma forma que seu objeto. Sendo assim, aquilo que cotidianamente vivemos nos nossos consultórios e na atividade acadêmico-científica não passaria de um delírio, de uma alucinação?

Na história dos deslizamentos felizmente não verificamos uma implosão desse calibre. No entanto, o discurso fonoaudiológico adquiriu um tom aristotélico, isto é, passou a depreciar-se como "não científico" a partir do pressuposto de que a verdadeira ciência emerge do conhecimento teórico, especulativo, não

---

[4] Mais uma nota, justificando o aparecimento de outro chavão do discurso fonoaudiológico. Desta vez, para oferecer uma informação que me parece relevante, e para anunciar minha intenção em cooperar para a não banalização do tema. O termo "empréstimos" ecoou na Fonoaudiologia inspirado no estudos em Aquisição de Linguagem, que o cunharam a partir da preocupação (no início dos anos oitenta) com a hibridez e inconsistência de seu próprio discurso, resultante da relação entre a Lingüística formalista e a Psicologia (ver Maia, 1985). Portanto, trata-se de "empréstimo" do "empréstimo". Quanto à banalização, tentarei argumentar no sentido de que o investimento feito no problema da "clínica de empréstimos" foi equivocado, um outro deslize historicamente inevitável, e que precisa ser retomado.

FONOAUDIOLOGIA E PSICANÁLISE

prático. É como se, através da empiria, só atingíssemos o "quê" e, jamais, o "porquê". Os fonoaudiólogos passaram, então, a "envergonhar-se" das suas práticas "não científicas" e, pejorativamente, vemos surgir o estigma de "clínica de empréstimos": a clínica sem "porquês".

Sem dúvida, quem faz um empréstimo, contrai uma dívida. Se, em relação à Medicina, a moeda era a concepção de patologia, com a Lingüística tratava-se da concepção de linguagem. Vou tentar demonstrar as possíveis articulações entre ambas as concepções. A opção por uma definição de linguagem, no campo fonoaudiológico, pressupõe a reflexão a respeito de dois pontos básicos:

• Qual o núcleo da realidade lingüística: o ato de fala individual ou o sistema da língua?

• Qual o modo de existência da realidade lingüística: a evolução criadora ininterrupta ou a imutabilidade de normas?

A combinatória entre sistema da língua – como um conjunto abstrato de formas lingüísticas – e imutabilidade de normas, como aquilo que é de uso comum e corrente numa comunidade lingüística, compatibiliza-se com a concepção positivista de patologia. Isto é, o erro define-se como o desvio da norma.

Ato de fala individual – como possibilidade de expressão da subjetividade – e evolução criadora, como transgressão de normas, é uma combinação que não só contraria a perspectiva positivista de patologia, como nos interroga a respeito da concepção de sintoma (no caso, de linguagem).

Mas, ao analisarmos os procedimentos diagnósticos e terapêuticos relativos ao método clínico fonoaudiológico, veremos que eles consolidaram-se independentemente dessa reflexão. Chegamos, assim, ao ponto seminal da crítica aos empréstimos, muito especialmente face à Lingüística: o campo fonoaudiológico construiu conhecimentos a partir de *reduções* teóricas.

Saliento que estou opondo a idéia de redução à de ausência, de falta. E sugiro a noção de aproximação/vizinhança no lugar da de empréstimos. Afinal, será possível a existência de um campo de conhecimento que para constituir-se e desenvolver-se dispense conhecimentos correlatos, tornando-se, assim, "puro e imaculado"? Ou, talvez, eternamente "jovem e imaturo"?

Ao aproximar-se da Lingüística, a Fonoaudiologia desenca-

MARIA CLAUDIA CUNHA

deou um processo *dedutivo* de produção de conhecimento, isto é, passou a tirar conseqüências práticas das teorias lingüísticas: passou a testar teorias. Nada contra esse procedimento por hora, se considerarmos que, via dedução, é possível até construir-se um campo teórico imprevisto (a matemática é um exemplo). Entretanto, a dedução pressupõe consistência teórica, jamais redução. Seguem-se exemplos clássicos de deduções indevidas, resultantes de um processo no qual a Fonoaudiologia "deixa o pensar para a Lingüística e toma o aplicar para si própria".[5]

A origem ancestral dessa relação refere-se à introdução das teorias de Saussure e de Chomsky no campo fonoaudiológico. Da sua aplicação clínica, consolidaram-se procedimentos diagnósticos e terapêuticos que permaneceram hegemônicos até, pelo menos, o final da década de 70. Tratam-se dos testes e provas de Avaliação de Linguagem, que consistem em tarefas lingüísticas descontextualizadas e predominantemente metalingüísticas, nas quais o déficit é privilegiado como única instância de uma análise essencialmente descritiva. Por extensão, os programas terapêuticos assim subsidiados objetivam a redução/eliminação desses déficits, através dos "exercícios" de normatização da língua. São exemplos desses procedimentos: repetição (de fonemas, sílabas, palavras, frases, parágrafos), nomeação e identificação de objetos, formação de palavras e frases a partir de suas unidades constituintes, descrição de figuras, compreensão e/ou complementação de frases com complexidade estrutural crescente, treino do uso de regras morfológicas e sintáticas, estabelecimento de relações semânticas etc.. Dependendo do caso, observa-se também a utilização de tarefas de leitura/escrita associadas a esses procedimentos, a saber: leitura oral, silenciosa (seguida de questões de compreensão), cópias, ditados, produção de textos etc., como um recurso para a avaliação do código gráfico ou para o aprimoramento da oralidade.[6]

---

[5] ARANTES, *in* LIER-DE VITTO - org. (1994), pg. 29.
[6] A esse respeito ver COUDRY (1986), em que a crítica à supervalorização das tarefas metalingüísticas na clínica - especificamente nos casos de afasia - é articulada de forma exemplar, podendo ser, a meu ver, estendida aos demais distúrbios da linguagem oral.

FONOAUDIOLOGIA E PSICANÁLISE

Retomando a perspectiva original dessa discussão, que é a da aplicabilidade das teorias lingüísticas no campo fonoaudiológico, gostaria de enfatizar que não se trata de criticar/desqualificar esses procedimentos em si mesmos, isto é, de negar a sua utilidade na *descrição/classificação* dos sintomas manifestos na linguagem oral a partir do critério formal da estrutura da língua. Trata-se, contudo, de questionar sobre a possibilidade de *explicação/ interpretação* desses fenômenos assim descritos, de forma a favorecer o estabelecimento de processos terapêuticos singulares, os quais não pressuponham a exclusão da intersubjetividade e invistam na atividade epilingüística do sujeito-cliente (isto é, na sua capacidade de operar sobre a linguagem a partir de seus próprios recursos discursivos).

O recorte a ser explorado, e que vem sensibilizando o pensamento fonoaudiológico desde meados da década de 80,[7] permanece sendo aquele já anunciado anteriormente: a "clínica de empréstimos" opera por reduções teóricas. E na utilização dos modelos de Saussure e Chomsky vamos encontrar as raízes dessa tradição.

Apesar da intenção não ser a de empreender uma minuciosa reflexão lingüística, tarefa para a qual nem me considero instrumentalizada, introduzo os elementos fundamentais dos programas de ambos os autores, sob pena de incorrer no próprio problema da redução teórica contra o qual argumento.

Opondo as idéias de *língua* e *fala*, Saussure define a primeira como o objeto lingüístico: um sistema articulado em quatro níveis (fonológico, morfológico, sintático e semântico), no qual o valor de cada um deles é dado pela relação que estabelece com os demais. É esse o espírito do chamado estruturalismo lingüístico, isto é, a concepção da língua como um todo articulado em partes solidárias e mutuamente condicionadas.

A fala, isto é, o *uso* desse sistema pelo sujeito na atividade

---

[7] Vide os trabalhos de CUNHA (1986), PALLADINO (1986/1992), LIER-DE VITTO - org. (1994), entre outros, nos quais a questão aparece numa perspectiva fonoaudiológica. E, mais uma vez, COUDRY (1986), na perspectiva lingüística que oferece subsídios à anterior.

MARIA CLAUDIA CUNHA

comunicativa, é metodologicamente excluída, e por extensão as dimensões biológica e psíquica da atividade lingüística.

Assim, temos a dicotomia *língua* (um princípio de classificação) e *fala* (atividade individual, não passível de abstração e de generalização), o eixo indispensável para a compreensão da proposta saussureana, imprecisamente aplicada no campo fonoaudiológico. Analisemos mais detalhadamente esse processo, no qual "um texto datado é lido como onipresente e deslocado de suas condições históricas".[8]

As idéias de Saussure ecoaram na Fonoaudiologia marcadamente na configuração do método clínico. Explicitando: reduzir a linguagem dos clientes às suas manifestações sintomáticas eqüivale a buscar, na fala individual, os desvios em relação às regularidades do sistema da língua e, conseqüentemente, tentar eliminá-los. Logo, reduzir a linguagem ao código eqüivale a tomar como referência teórica um modelo que, por definição, exclui a subjetividade. Resultado: diagnósticos transformados em listagens de "erros", para os quais não há explicações além das normativas.

Além disso, observa-se que essa perspectiva subverte a própria definição saussureana de língua, como uma estrutura composta por elementos funcionalmente articulados. Exemplo: se o sintoma observável (o erro) é fonológico, a intervenção terapêutica se dá exclusivamente nesse nível: descreve-se os fonemas alterados para poder substituí-los, "instalando os corretos", desconsiderando-se o fato de que o som constitui-se na relação que estabelece com o sentido. Conseqüentemente, por exemplo, os problemas de significação, típicos no discurso daqueles que manifestam distúrbios articulatórios, são também desconsiderados. Uma leitura minimamente rigorosa da proposta de Saussure nos ensina que o significado da palavra "manga" (se fruta, se parte de peça de vestuário) não é dado exclusivamente pelo significante [mãga]. Por extensão, o distúrbio fonológico manifesto no enunciado "a [faca] dá leite" acarreta uma alteração de sentido, além daquela na forma.

---

[8] COUDRY (1986), pg. 43.

FONOAUDIOLOGIA E PSICANÁLISE

Em síntese, constatamos aí mais um deslize: os fonoaudiólogos "emprestam" conceitos da Lingüística da língua para aplicá-los na clínica, supondo a sua equivalência com uma "lingüística da fala". Mais: com uma "lingüística estrutural da fala patológica". Nesse contexto, observa-se uma cadeia de reduções sucessivas: linguagem = língua = fala. Logo, diante da não ocorrência da fala (oralidade), como no caso dos retardos de aquisição de linguagem ou nos quadros de surdez, cessaria a possibilidade de intervenção fonoaudiológica. Dessa forma, torna-se impossível "o sujeito encontrar o que a doença apaga e ele próprio sublinha".[9]

Os deslizes operados no campo fonoaudiológico pelos empréstimos, mal negociados, do estruturalismo saussureano, ampliaram-se para o modelo de Chomsky, sabidamente uma proposta de impacto no campo da Lingüística e cujas linhas básicas serão expostas a seguir.

Até os anos 50, o estruturalismo dominou os estudos lingüísticos. Nessa época, surge a Gramática Gerativa, centrada no estudo da sintaxe, que é tomada como um nível autônomo e essencial para a *explicação* (e não apenas descrição/classificação) do fenômeno da linguagem. Esta, por sua vez, é definida como um conjunto *infinito* de frases, gerado a partir de um número *finito* de regras gramaticais.

Para o autor, a tarefa da Lingüística é explicitar a capacidade que todo falante/ouvinte possui para produzir/compreender todas as frases da língua. Esta capacidade, chamada de *competência*, constitui-se como intrínseca à espécie humana, isto é: a faculdade da linguagem é *inata*, posto que na mente (no cérebro) do indivíduo, desde o seu nascimento, inscreve-se uma gramática *universal*. Salienta-se que essas colocações foram de grande contribuição para os estudos sobre os fundamentos biológicos da linguagem.

A essa noção de *competência*, Chomsky opõe a de *desempenho*, definido como os usos concretos da linguagem por locutores singulares, mas sugere a sua exclusão do campo dos estudos lingüísticos, pautados em sua teoria pelo *universalismo*.

---

[9] ibidem, pg. 4.

MARIA CLAUDIA CUNHA

Aqui, parece-nos oportuna uma analogia entre os conceitos de competência e a noção saussureana de língua: no primeiro caso, temos a redução da linguagem a uma capacidade inata da mente humana, no segundo, a um código de comunicação. Em ambos, elimina-se a subjetividade em favor da idealização de um sujeito médio, normal.

Nessa perspectiva teórica, em que a situação real de uso é desconsiderada em favor da valorização daquilo que é virtual e abstrato, como dar conta dos fenômenos patológicos da linguagem, no sentido de interpretá-los na sua singularidade?

Rigorosamente, a resposta a essa questão deveria ser de que trata-se de uma tarefa metodologicamente inviável. Entretanto, a Fonoaudiologia não levou em conta essa limitação, operando recortes nos modelos descritos de forma a, fragmentariamente, aplicar alguns dos conceitos propostos à sua prática. Assim os deslizes quanto aos empréstimos saussureanos estendem-se aos chomskynianos.

Em primeiro lugar, destaco que uma concepção inatista de linguagem, por princípio, parece-me inviabilizar uma clínica da linguagem. Se os processos lingüísticos são universais e inatos, diante das irregularidades lingüísticas associadas a fatores etiológicos (natos ou inatos), não haveria como intervir com mínimas chances de sucesso.

Entretanto, e com freqüência, os fonoaudiólogos parecem agir como inatistas convictos: a despeito dos fatores envolvidos na confecção dos sintomas, provêem seus clientes de material lingüístico com o intuito de levá-los a reencontrar/redescobrir a sua predisposição inata.[10] Frustrados, tendem a atribuir a não evolução dos processos terapêuticos, em última análise, a um conjunto de elementos indiferenciados e desarticulados: resistência psíquica, contexto familiar desfavorável, distúrbios de aprendizagem, irreversibilidade de lesões somáticas etc..

---

[10] Ou, como nos aponta ARANTES (1994), *op. cit.*, com precisão: "o que importa mesmo é o material lingüístico; o falante é dispensável, máquinas reprodutoras de linguagem o substituem com excelência" (pg.25).

FONOAUDIOLOGIA E PSICANÁLISE

O universalismo, mais especificamente, aparece no campo fonoaudiológico "combinado" com o determinismo positivista que, por sua vez, introduz uma visão comportamentalista de linguagem. Trata-se de uma colcha de retalhos de alinhavos frágeis, com implicações epistemológicas consideráveis.

A idéia de que a *competência* é universal (e inata) estabelece um caráter filogenético à compreensão do fenômeno da linguagem, cuja emergência estaria condicionada a fatores maturacionais, logo, tornando-se independente de fatores externos ao sujeito biológico padrão. Surge, assim, o terapeuta da linguagem como aquele que denuncia as falhas ocorridas neste processo considerado como natural na espécie humana. Um exemplo típico dessa conduta aparece em testes diagnósticos que submetem o "material lingüístico" produzido pelos clientes ao critério de ocorrência ou ausência de regras gramaticais adequadas, supondo que elas se desenvolvem numa complexidade crescente e, insistindo, via o imperativo da maturação biológica. É comum, inclusive, que para efeito de análise seja utilizado o critério cronológico, que é expresso pela atribuição de uma dissonância entre a produção lingüística do sujeito em relação àquela "esperada" para a sua faixa etária.

Dessa forma, dados estritamente lingüísticos adquirem um valor nosológico: a perda da capacidade do afásico em produzir frases na voz passiva, o surdo que não respeita a ordem canônica da frase, a criança com retardo de aquisição de linguagem que só emite palavras isoladas etc.; todos precisam "aprender/reaprender" a utilizar as regras, a exibir sua gramática.

Para tal, observa-se, uma clássica tendência na clínica fonoaudiológica em adotar o condicionamento operante como técnica terapêutica, a partir de referências teóricas contraditórias e incompatíveis. De um lado, a noção chomskyniana de que todo o sujeito tem uma linguagem internalizada; de outro, a noção comportamentalista de que a linguagem é resultado de um processo de associações que se estabelece como resposta modelada pela estimulação externa. Resultado: a um só tempo vemos surgir o terapeuta inatista que estimula e reforça!

A meu ver, um dos exemplos mais ilustrativos dessa conduta refere-se àquilo que é chamado de "planejamento terapêutico" em Fonoaudiologia. A partir das alterações diagnosticadas, via descrição, na linguagem dos pacientes, estabelece-se uma série de objetivos gerais e específicos que deverão ser atingidos numa seqüência de etapas. Superada a primeira, parte-se para a segunda e, assim, sucessivamente em direção à "cura". A crítica a esse procedimento poderia valer-se da seguinte imagem: suponhamos que tivéssemos a tarefa de adestrar um pombo, de tal forma que ele fosse capaz de percorrer, em sentido horário, uma linha que circunscrevesse o desenho do número 8. Provavelmente, o procedimento mais adequado deveria ser o de condicioná-lo, através de reforço material, a ir percorrendo "passo a passo" (etapa por etapa) esta figura pré estabelecida.

Talvez, com esta imagem, o leitor comece a temer que eu me enverede pelo mais reducionista dos argumentos anti-comportamentalistas, a saber: um indivíduo não é um pombo, logo, não pode ser tratado como tal! Mas é outra a minha questão: para que se possa condicionar o pombo, é preciso que tenhamos estabelecido, *previamente*, o desenho do 8: suas linhas e curvas, seus pontos de partida e de chegada. Será possível que tenhamos o "desenho" da linguagem igualmente representado, de tal forma a cristalizá-lo sob a forma de planejamentos terapêuticos? Somente se considerarmos, de acordo com a doutrina comportamentalista, que as expressões do sujeito sejam, ao mesmo tempo, resposta e estímulo, compondo um todo (a linguagem) que se desenvolve numa seqüência de etapas previsíveis.

O próprio universalismo chomskyniano deixa espaço para algum nível de "criatividade lingüística" (embora as aspas tenham a função de nos lembrar que trata-se de criatividade governada por regras), na medida em que reconhece que a linguagem revela-se não só pelas frases existentes, mas também pelas *possíveis* na gramática da língua.

Nesse momento, e antes de prosseguir com os deslizamentos fonoaudiológicos, é necessário pontuar os deslizamentos lingüísticos aos quais os primeiros parecem estar vinculados; ainda na perspectiva redutora dos "empréstimos", porém, em condições que considero mais favoráveis. A bibliografia lingüística[11]

---

[11] Da sua amplitude, destaco ORLANDI (1983, 1986 e 1992), pelo que me foram especialmente úteis nesta reflexão.

FONOAUDIOLOGIA E PSICANÁLISE

aponta para o fato de que, apesar do predomínio da tendência formalista nesse século, outras tendências conviveram ou confrontaram-se com ela. O confronto básico estabeleceu-se através da preocupação dos lingüistas com o estudo da *heterogeneidade e da diversidade*, representadas pelas noções de fala e desempenho, aquelas que são excluídas das teorias centradas na língua e na competência. Dá-se, então, o deslocamento de um recorte no qual a linguagem era analisada na sua dimensão virtual e abstrata, supondo-se falantes ideais como em Saussure e Chomsky, para um outro que buscava sistematizar os usos da linguagem em situações concretas, vividas por falantes reais.

Nesta última, e ampla categoria, destacam-se os trabalhos de Jakobson, sobre as funções da linguagem; de Benveniste sobre a teoria da enunciação; de Searle pela pragmática; de Ducrot na semântica argumentativa. E ainda os estudos realizados nos campos da Sociolíngüística, Fonologia e, muito especialmente, da Análise do Discurso.

Não vou me aventurar a uma análise das peculiaridades dessas tendências no campo da Lingüística, já que o que permanece em pauta é a repercurssão desse espírito no campo da Fonoaudiologia. E, a propósito, gostaria de declarar uma convicção pessoal, endossando as colocações de Orlandi (1986): "Não creio que a plasticidade da linguagem permita que se a aprisione em inflexíveis grades analíticas ou em categóricos lances teóricos. Mas se tem tentado, e sempre se deixa para fora aquilo que ela tem de mais fecundo e mais próprio: seus modos de existir e de significar. Generosamente, ela ressurge, infinitas vezes, para ser explicada" (pg. 65).

Porém, mesmo não existindo uma forma única para se pensar a linguagem, parece-me claro que as teorias que levam em conta a heterogeneidade e a diversidade mantêm, por princípio, maior afinidade com a natureza dos problemas implicados na clínica fonoaudiológica. Em outras palavras: elas permitem que se esboce a possibilidade de revisão do conceito de fenômeno patológico de linguagem como mero desvio em relação a normas e regras inerentes ao código lingüístico. Esse referencial teórico alternativo favorece um deslizamento que vai da *descrição* para a *interpretação* de sintomas; da rígida categoria de *erro*

MARIA CLAUDIA CUNHA

para a consideração da supremacia das *possibilidades* sobre as *falhas e/ou faltas*.

Ao falar em alternativas teóricas, estou me referindo, mais especificamente, aos estudos da Sociolingüística, nas suas preocupações com os efeitos das estruturas sociais sobre a linguagem; da Pragmática, voltada para os usos efetivos da linguagem, e da Teoria da Enunciação, centrada na subjetividade dos interlocutores. A partir dessas, entre outras referências não restritas ao campo da Lingüística, surge a Análise do Discurso,[12] que privilegia a relação da linguagem com a exterioridade, isto é, estuda as *condições de produção do discurso*, representadas pelas formações imaginárias que o locutor tem de si e do outro. Trata-se de uma proposta que promove um deslocamento das reflexões lingüísticas em direção às Ciências Sociais, no que se refere à consideração das articulações entre linguagem, historicidade e ideologia. E, nessa perspectiva, formula críticas tanto às interpretações mecanicistas da Lingüística formal quanto àquelas de caráter subjetivista que tomam a linguagem como o elemento decisivo na constituição da *identidade*.

Paralelamente, marcando a década de 80, desenvolveram-se os estudos em psicolingüística, agora voltados para a elaboração de teorias de aquisição de linguagem que colocam o inatismo e o comportamentalismo em questão. Dentre eles, o programa sócio-interacionista de Claudia T. G. De Lemos merece destaque, na medida em que, a meu ver, historicamente constitui-se num dos mais profícuos encontros entre a Fonoaudiologia e Lingüística de todos os tempos.

Tomando a linguagem como produto de atividade intersubjetiva, essa teoria pressupõe que o processo de aquisição de linguagem insere-se também numa perspectiva discursiva. Assim, postula um paradigma interacional para explicar esse processo, a saber: é no jogo dialógico criança/adulto, orientado por mecanismos peculiares, que se constrói o conhecimento lingüístico. Nesse processo compartilhado, no qual a significação é produto de atividade conjunta, a criança é um interlocutor ativo, caben-

---

[12] *Discurso* definido como *"efeito de sentido entre interlocutores"*, cf. ORLANDI (1986), pg. 63.

FONOAUDIOLOGIA E PSICANÁLISE

do ao outro/adulto o lugar de seu intérprete. Essa partilha permite a negociação das pressuposições lingüísticas de ambas as partes, tornando a interação um lugar privilegiado para a análise dos processos dialógicos, aqueles que nos "falam" sobre o *funcionamento* da linguagem.

Analisar os efeitos desse contexto lingüístico no âmbito fonoaudiológico não é tarefa fácil, dado o seu grau de abrangência e dispersão. Talvez o que exista de mais essencial a dizer seja que a noção de linguagem como *atividade* – da qual decorrem as noções de *diálogo* e de *discurso* – operou transformações significativas no imaginário dos fonoaudiológos e nas suas práticas.

O lugar do terapeuta foi revisto: o observador neutro, provedor, "adestrador", deu-se conta de que estava implicado nos processos de linguagem de seus clientes. A *relação terapêutica* foi iluminada pela eleição do discurso como unidade de análise e pelo reconhecimento de que a natureza da clínica fonoaudiológica é essencialmente dialógica. A noção de *imitação* como via de aprendizagem/reabilitação da oralidade, tão presente nos procedimentos clínicos vigentes, foi substituída, com vantagens, pela da *interação* como possibilidade de construção/reconstrução do discurso.

Entretanto, como nos alerta Arantes, "adotar uma lingüística do discurso não significa apenas mudar de modelo teórico. Tal adoção envolve um compromisso maior, o do fonoaudiólogo participar da reflexão teórica a partir de seu material singular: os ditos 'distúrbios da linguagem'" (1994, pg 28). Vou além, afirmando que a adoção de uma teoria de linguagem que favoreça a "reflexão teórica" sobre os distúrbios *da* linguagem não é condição suficiente para a *interpretação fonoaudiológica* dos sintomas singulares manifestos *na* linguagem. Eis aí mais um deslize: *uma condição necessária ao campo fonoaudiológico foi tomada como suficiente.*

Uma lingüística do discurso implica a análise da relação entre linguagem e exterioridade, fazendo emergir uma noção de sujeito como "ser projetado num espaço e num tempo e orientado socialmente – (já que) o sujeito situa o seu discurso em relação aos discursos do outro".[13] Foi este o pressuposto que permitiu à

---

[13] cf. BRANDÃO (1995), pg.49.

MARIA CLAUDIA CUNHA

Fonoaudiologia "desapegar-se" de concepções de linguagem como evidência, representação do real, veículo de transmissão de informações, nas quais o sentido é prévio, atrela-se à oralidade e é sempre tomado como transparente, literal. Isto seria incompatível com a idéia de um sujeito que compartilha um espaço discursivo com o outro.

Assim, essas reflexões projetam-se no universo da clínica fazendo com que o chamado "dado lingüístico" deixe de ser analisado em suas partes constitutivas, como "material" produzido por um sujeito uno. Testes e "exercícios" dão lugar à análise e ao favorecimento dos contextos interacionais nos quais o terapeuta está diretamente implicado.

Entretanto, e simultaneamente, começa a manifestar-se a tendência a reduzir o "dado clínico" ao "dado lingüístico" e, conseqüentemente, o processo terapêutico a uma *investigação lingüística*. Estabelece-se um novo reafluxo dedutivo, via "empréstimos" indevidos.

Vivemos a década de 80, e mais fortemente a sua segunda metade, sob o signo do "interacionismo"[14] que, independentemente de suas arestas em relação à lingüística formalista da qual se originam os procedimentos clínicos "corretivos" da linguagem, foi tomado, analogamente, como argumento teórico *contra* as técnicas fonoaudiológicas. E, mais grave, como uma espécie de "técnica terapêutica" substitutiva e vanguardista.

É bastante conhecida a caricata figura, da qual salientam-se louváveis exceções, do fonoaudiólogo que trabalha "na interação com a interação". Sua teoria: o "interacionismo", sua técnica: "interagir". Como nos aponta Arantes[15] "sociologizou-se" a clínica, a partir de uma noção de interação como atividade rela-

---

[14] Termo cunhado pela (e para) a Psicolingüística, a partir do conceito de interação já exposto. Surge, então, uma equivocada (e oportunista) classificação no campo fonoaudiológico: os terapeutas "interacionistas" e os "não interacionistas", acompanhada da supervalorização dos primeiros. Essa classificação adjetiva os fonoaudiólogos a partir, exclusivamente, da concepção de linguagem que teoricamente eles parecem assumir.

[15] ARANTES (1992), "Fonoaudiologia e Interacionismo: resolvendo equívocos". Texto inédito, pg.8.

FONOAUDIOLOGIA E PSICANÁLISE

cional, expressa por ações recíprocas entre indivíduos, presentes no brincar e/ou dialogar, pressupondo-se *alternância entre participantes, estabelecimento de contato ocular, partilha de intenções, além de outros comportamentos, lingüísticos ou não, que caracterizam uma relação a dois.* Sendo assim, onde estaria a especificidade dos atos clínicos fonoaudiológicos? Na minha interpretação, a busca de respostas a essa pergunta promoveu, no início da década de 90, um novo deslizamento que desdobrou-se em dois vetores.

O primeiro representado pela atuação de pesquisadores e profissionais da área que, envolvidos com o projeto de enfrentar teoricamente as questões clínicas, vêm empreendendo esforços significativos no sentido de evitar reduções/banalizações do referencial teórico que os estudos lingüísticos contemporâneos nos oferecem. Esse esforço me parece estar possibilitando que se caminhe para além da monocórdia crítica à contingência histórica dos "empréstimos" e, tomara, para que se abandone a crença de que uma concepção teórica hegemônica de linguagem seja a condição suficiente para a configuração de um conhecimento e de um método clínico fonoaudiológicos consistentes.

O segundo vetor não destitui nem rompe com o anterior mas, ao contrário, o interpela a partir de uma forte intimidade. Esse vetor introduz a reflexão central desenvolvida nesta obra: é necessário que o campo fonoaudiológico contemple a noção de *sujeito psíquico,* e sugiro que o faça a partir de um diálogo com o campo psicanalítico. No próximo capítulo, explicito uma proposta para a viabilização dessa parceria.

Capítulo II

Migrações *versus* Profanações dos Conceitos Psicanalíticos
delimitação da proposta

No capítulo anterior, vimos que o processo que chamei de *deslizamento do campo fonoaudiológico* foi essencialmente marcado/movido por dois momentos de reflexão: um sobre a conceituação dos fenômenos patológicos e outro sobre a conceituação de linguagem. Assim, prossigo com este que considero como um terceiro momento, isto é, o foco no vetor "psi". Talvez seja esse o tema mais atual do pensamento fonoaudiológico contemporâneo, mas acredito que seus alicerces vêm sendo arquitetados há tempos.

·Notemos que a base das críticas às influências da Medicina está na recusa da redução do sujeito à patologia; em outras palavras, a uma tendência à exclusão do sujeito. Essa contestação também denuncia, implicitamente, a desconsideração do psiquismo. Contudo, a tentativa de recuperá-lo manifesta-se, apesar da forma imprecisa, através de uma típica tendência do discurso fonoaudiológico. Ao buscar, e não conseguir identificar, uma "causa" somática para ser enunciada como justificativa de um sintoma de linguagem, escapa-se pela tangente através de um célebre argumento retórico: "se não é somático, então é psi...". As reticências são para marcar um problema adicional nesta afirmação, em si mesma problemática: o "lugar do psi" é, aleatoriamente, ocupado por termos como *psicológico, psíquico ou emocional* como se se tratassem de sinônimos. Voltarei a essa questão mais adiante.

A teoria chomskyniana, ao mesmo tempo em que toca nos fun-

FONOAUDIOLOGIA E PSICANÁLISE

damentos biológicos da linguagem, introduz o sujeito pela perspectiva *psicológica*, a partir da relação linguagem/pensamento, fundada na racionalidade. Essa proposta aponta, também, para a importância dos processos cognitivos. No entanto, como já foi discutido, a leitura fonoaudiológica de Chomsky privilegiou a base explicativa de sua proposta, isto é, o formalismo do sistema de regras lingüísticas universais. Assim, a noção de sujeito psicológico, no contexto de uma teoria que, por princípio, exclui a subjetividade, restringiu-se a uma idealização do sujeito universal. Mais uma vez, o "psi" se esvazia na medida em que se insinua.

A lingüística do discurso, por sua vez, introduz o sujeito sócio-histórico, aquele que não é submetido à língua, como nas teorias formalistas, mas que também não é soberano em relação a ela, na medida em que não se apropria da linguagem através de um movimento individual. Assim, como nos aponta Orlandi (1983), apesar da heterogeneidade das formações discursivas, é possível identificar constantes no discurso, e elas resultam da articulação entre as dimensões social e lingüística. Nessa perspectiva, o sujeito é também *ideológico*, na medida em que "o lingüístico (aí) não é algo que mapeia significados constituídos independentemente dele. Desse modo, 'ideologia' passa explicitamente a implicar aquilo que se designa como 'memória lingüística'".[1] A *intradiscursividade* envolve também a *interdiscursividade*, isto é – conforme Brandão – a fala que é planejada/ajustada ao outro, incorpora também a voz do outro. Essa idéia de *polifonia* é essencial quando se pretende analisar o funcionamento da linguagem em termos discursivos.

O que estou tentando demonstrar é que, do interior da Lingüística, a Fonoaudiologia pode usufruir da noção de que uma fala dá continência a vozes externas, ao mesmo tempo em que é parcela de voz de outras falas. Mas essa *co-autoria* também pode ser analisada através de um recorte psíquico – já que *autoria* implica singularidade – de forma a que se estabeleça uma trama que me parece acolher dilemas fonoaudiológicos.

Falar em co-autoria implica também tomar distância do sujeito psicológico – "aquele assumido como sede da consciência...

---

[1] LIER DE-VITTO, M.F.L. (1995), pg.165.

aquele entendido como fonte e origem de seu dizer e como central de processamento de informações"[2] – para aproximar-se da intersubjetividade.

Entretanto, a linguagem me parece acomodar-se num "espaço" estabelecido entre dois pólos: o intersubjetivo de um lado, o intrapsíquico de outro. Isto é, apesar de incorporar *vozes externas*, todo discurso tem um autor. Um autor que marca a linguagem com seu psiquismo, com a sua *voz interna*. Retomo, assim, a idéia de que o campo fonoaudiológico carece de uma reflexão a respeito da conceituação do *psiquismo*. Isto porque, se tomamos essa *voz interna* como a "voz da consciência", num sentido que beira o moral – e me parece ser esta a tradição – a linguagem reduz-se à mera tradução de um conteúdo a respeito do qual se tem absoluta clareza, na medida em que ele resulta da percepção. Logo, não haveria porque não expressá-lo de forma clara, garantindo a transparência do sentido através da não transgressão das regras lingüísticas. Assim, numa clínica da linguagem sob esta inspiração, opacidade e transgressão eqüivalem a sintomas. E parecem justificar-se somente por alterações *no corpo*, do qual faz parte o cérebro – órgão mental. O psiquismo é introduzido, perifericamente, através da referência a estados emocionais observáveis (agitação, medo, satisfação, insegurança etc.), que passam a ser distribuídos em duas categorias: aqueles que favorecem e aqueles que dificultam/perturbam os procedimentos terapêuticos. Assim, *ele* (o "psi") paira sobre o par terapêutico, ora como nuvem negra ora como céu azul. Imprevisível, inatingível: um clima.

Entretanto, é preciso considerar que o psiquismo imprime suas marcas nas formas da linguagem. A polifonia da fala não resulta apenas da incorporação de *várias* vozes externas a *uma* voz interna: os conflitos psíquicos operam uma cisão já na interioridade. O sujeito não é uma entidade homogênea que espelha a sua consciência nas palavras e, por extensão, não transgride as leis da conversação. Existe também uma espécie de força anárquica que pontua o discurso, e que faz com que o sujeito tanto refreie as palavras como as diga à revelia. Essa força se origina no *Incons-*

---

[2] LIER DE -VITTO, op. cit. , pg. 164.

FONOAUDIOLOGIA E PSICANÁLISE

ciente, que, ao atravessar a dualidade eu-outro impondo-se como um terceiro elemento - como uma *terceira voz* – faz com que a Psicanálise se apresente aos estudos da linguagem. Assim, como nos aponta Viderman, "a linguagem não nos dá uma versão mais ou menos aproximada da realidade inconsciente: o que ela *diz* do inconsciente é o inconsciente - uma criação original. A linguagem é uma estrutura matricial que vaza o inconsciente num molde imaginário onde se fundem e não se distinguem mais" (pg 61). ESTE LIVRO DISCUTE OS EFEITOS DA DESCOBERTA FREUDIANA ESPECIFICAMENTE NA CLÍNICA DA LINGUAGEM. A meu ver, essa reflexão decorre de deslizamentos operados no campo fonoaudiológico e, sendo assim, a possibilidade de relação da Fonoaudiologia com a Psicanálise, no sentido amplo, não é uma idéia original, que me permita a veleidade de assumir como sendo uma tese de minha autoria. ACREDITO QUE ESSA RELAÇÃO, SENDO DISTINTA DAQUELAS ESTABELECIDAS COM OUTRAS ÁREAS DE CONHECIMENTO, POSSIBILITA UMA REVISÃO DE PRESSUPOSTOS DO MÉTODO CLÍNICO FONOAUDIOLÓGICO, TANTO NO ÂMBITO DO PROCESSO QUANTO DAS TÉCNICAS TERAPÊUTICAS.

Não se trata, portanto, de instaurar um novo método mas, sim, de apontar uma lacuna no método – a saber, a ausência de uma concepção epistemologicamente consistente de psiquismo – e tentar ocupá-la com a teoria psicanalítica, sem sugerir a possibilidade de um método hegemônico, tarefa que considero inviável, dada a tradição irreversivelmente sincrética da produção de conhecimento na área.

Ao tratamento hipotético-dedutivo através do qual a Fonoaudiologia relacionou-se com a Medicina e com a Lingüística, oponho um vínculo histórico-crítico com a Psicanálise. Ou seja: UM DESLIZAMENTO DO DOGMATISMO PARA O PROCESSAMENTO INTRATEÓRICO, ISTO É, DA APLICAÇÃO DE TEORIAS ACABADAS PARA A RECONSTRUÇÃO DE TEORIAS DESENVOLVIDAS, DE FORMA A POSSIBILITAR O INGRESSO DA TEORIA PSICANALÍTICA NO CAMPO FONOAUDIOLÓGICO. Trata-se de uma inversão radical: da tentativa de "encaixar" teorias na clínica passa-se a fazer da clínica o lugar da gênese teórica. É essa a valiosa, e perturbadora, inspiração que o método psicanalítico pode nos oferecer.

Na relação com a Medicina, passamos pela submissão, depois pela negação, antes de assumirmos a complementariedade. Com a Lingüística, partimos da aplicação, passamos à superposição e, atualmente, também buscamos a complementariedade. Nos dois

MARIA CLAUDIA CUNHA

casos, tem sido árduo o processo de discriminação entre os objetos de estudo dessas duas áreas em relação ao objeto fonoaudiológico. Contudo, já se faz sentir uma maior elaboração de conceitos essenciais ao nosso método clínico através, por exemplo, do abandono dos diagnósticos baseados estritamente no estabelecimento de relações causais entre fatores orgânicos e sintomas de linguagem (no caso da influência médica), e da constatação de que o compromisso com uma determinada concepção de linguagem é condição necessária, mas não suficiente, para o desenvolvimento dos processos terapêuticos (no caso da Lingüística).

Com a Psicanálise, o ideal é que a Fonoaudiologia estabeleça, desde sempre, uma relação de CONTIGÜIDADE, de forma que não se persista no equívoco da interdisciplinariedade concebida como o recurso a outros saberes, visando, estrategicamente, a legitimação do discurso fonoaudiológico.

Nessa perspectiva, logo de início, é preciso ter claro que a noção de contiguidade supõe uma tentativa de superação da inócua polêmica das especialidades, que se estabelece através da rígida delimitação de territórios do saber. O que diferencia fonoaudiológos terapeutas de psicanalistas é *a natureza de seus objetos*, e isso é o que estabelece os seus respectivos, e mutuamente exclusivos, espaços profissionais. Teoria psicanalítica e clínica psicanalítica não são sinônimos; portanto, valer-se de conceitos psicanalíticos não eqüivale a atuar como psicanalista.

Para efeitos do conhecimento, como nos fala Green,[3] "o limite não é uma linha, o limite é, ele próprio um território". Sendo assim, através deste trabalho, sugiro que esse território, engendrado nas vizinhanças com a Psicanálise, constitua-se num objeto de estudo a ser construído pelo campo fonoaudiológico.

Essa construção pressupõe:

1. *O abandono da "surdez fonoaudiológica" em favor de uma escuta fonoaudiológica.*

Falar em surdez de um terapeuta da linguagem pode parecer paradoxal, mas é mesmo esta a questão: este paradoxo. Acostumados a restringir-se à literalidade do código oral, os fonoaudiólogos

---

[3] GREEN, A. (1990), pg. 16.

ensurdecem freqüentemente, já que consideram que os sintomas manifestos *na* fala de seus clientes constituem-se em *não* linguagem. Eu até diria mais: os clientes ensurdecem seus terapeutas.

É como se, ao expressarem-se, os sintomas representassem "buracos", criassem vazios na estrutura formal da linguagem que, tomada como soma de partes (fonemas, sílabas, palavras, frases), acaba por perder o seu valor simbólico diante da ausência ou alteração de alguma dessas "partes". Sendo assim, ouve-se/percebe-se uma fala "defeituosa" na perspectiva de "consertá-la" e, somente depois, ela se tornará algo passível de atribuição de sentidos. Ouvir o que é dito *escutando* o que não é dito parece ser uma possibilidade que tende a ser excluída do campo fonoaudiológico: desconsidera-se, de antemão, que a linguagem é via de expressão do inconsciente. Nesse contexto, os fonoaudiólogos tornam-se refratários ao espanto de descobri-lo na linguagem, descomprometem-se com tentar investigar com que finalidade o inconsciente se serve do "falar mal", com o que ele pretende dizer com isto.

Reconheço que uma possível escuta fonoaudiológica, aparentemente, se configure como "esquizofrênica", na medida em que necessita operar dissociada, isto é, levando em conta tanto a manifestação aparente do sintoma – afinal, nesse privilégio reside sua especificidade – como também o seu conteúdo latente. Mas, como nos aponta Mezan (1993), *o fato do sintoma ter eventualmente alguma relação com uma disfunção corporal não modifica em nada o seu sentido e a sua função.* Isto é, um sintoma precisa ser compreendido para além da sua aparência, sob pena de, inadvertidamente, destituirmos nossos clientes de seus aparelhos psíquicos.

2. *Que se faça, então, uma revisão do conceito de sintoma de linguagem e, por extensão, se analise o que chamarei de "reação do terapeuta ao sintoma".*

Tradicionalmente, a Fonoaudiologia toma o sintoma como aquilo que se vê porque altera o corpo, restringindo-se a algo como *a dimensão visual da fala.* Reage, compativelmente, intervindo no corpo.

Saliento que essa cultura fonoaudiológica de "consertar defeitos da fala" parece estar incorporada também por psicoterapeutas e psicanalistas. É comum, no cotidiano da clínica, o fato desses profissionais encaminharem aos fonoaudiólogos aqueles clientes que, primeiro, precisam "aprender a falar direto" para, posteriormente, poderem submeter-se a psicoterapia ou serem analisados. Surdos são exemplo clássico. Crianças psicóticas, cujo diagnóstico diferencial é dificultado pela presença tanto de fatores psíquicos quanto somáticos, são o auge dessa conduta dissociada. É como se os profissionais da área *psi* aliassem uma concepção formalista de linguagem, caracterizada pela supervalorização da estrutura da língua, à fantasia de uma certa mágica fonoaudiológica, capaz de condicionar padrões normativos de fala através dos "exercícios". Nota-se aí uma evidente dicotomia entre os conceitos de língua e linguagem, tomando-se apenas a primeira como objeto da clínica fonoaudiológica.

Mas a idéia de sintoma *na* fala nos remete a uma ambigüidade essencial: nossos clientes não só *dizem com outras palavras*, o que, por si só, não obrigatoriamente pode ser considerado sintomático, como alteram/distorcem palavras. Seriam essas condições suficientes para afirmar-se que essas falas carecem de sentido?

Essas colocações não invalidam a idéia que a matéria prima da Fonoaudiologia é a fala. Mas, insisto, não somente aquela que *se vê no corpo*. Se assim fosse, poderíamos conseguir eliminar todos os sintomas que aparecem na fala através dos recursos técnicos inerentes ao nosso método clínico, independentemente de processos singulares de elaboração psíquica.

O que ocorre é que os sintomas da fala são, em si mesmos, uma linguagem que precisa ser compreendida. E aqui estou me referindo especificamente a sintomas de fala aos quais é possível atribuir *valor simbólico*, o que será demonstrado através do material clínico que será apresentado, e no qual essa minha afirmação se baseia. Faço essa ressalva, inclusive, no sentido de evitar que ela possa ser tomada como uma generalização excessiva que não leve em conta que os níveis dessas simbolizações são múltiplos, dados os diferentes níveis em que opera o Inconsciente. Sendo assim, enuncio a minha terceira pressuposição.

3. *Que atribuir sentido(s) a um sintoma da fala - aqui incluídas a ausência de fala e/ou a sua substituição por outros códigos de expressão - constitui-se na interpretação fonoaudiológica.*

FONOAUDIOLOGIA E PSICANÁLISE

Com isso quero dizer que essa interpretação é o que possibilita que se tome a fala como discurso, e que *se vá mais além* do discurso, assumindo que ele não goza de autonomia em relação ao psiquismo. Isso porque as condições de produção de um discurso não podem ser analisadas de forma dissociada da dinâmica do aparelho psíquico, aquela que promove confrontos com a realidade externa, garantindo a vida psíquica "na saúde ou na doença". E, a meu ver, o discurso evidencia sempre essa relação, mesmo quando "enfermo".

Acho que esse é um momento oportuno para retomar o título deste capítulo. Já me referi a inconsciente, escuta, conteúdos aparentes e latentes de sintomas, aparelho psíquico... Conceitos psicanalíticos que, do que posso perceber, parecem já ter *migrado* para o campo fonoaudiológico, sendo relativamente assimilados pelos seus setores de prestígio. Entretanto, falar em *interpretação*, inevitavelmente instaura entre os fonoaudiólogos (desde os aprendizes) um certo tom de reverência e, em contrapartida, um temor pela *profanação*. Acho que aí reside a questão essencial: afinal, de que interpretação se fala?

Parece-me que o termo, semanticamente polissêmico, como de resto todo o léxico, adquiriu um sentido quase que universal na clínica: interpretar é um verbo cujo sujeito, necessariamente, deve ser um psicólogo ou um psicanalista. Rigorosamente, eu diria que já nessa generalização reside um equívoco: interpretações psicológicas e psicanalíticas não se eqüivalem. Mas, vou evitar essa digressão, para enfatizar que a noção de interpretação pode estar legitimada em todo e qualquer método clínico, já que tanto a sua inclusão quanto exclusão obedecem a critérios epistemológicos. Dependem dos princípios sobre os quais se assenta um método na sua totalidade, a saber: a relação que se estabelece entre sujeito e objeto, da qual decorre essencialmente a conceituação de normalidade e de patologia. Nessa perspectiva, não me parece adequado reduzir a noção de interpretação a um - no caso dois - métodos: o psicológico e o psicanalítico.

Além disso, é preciso considerar que, mesmo no âmbito psicanalítico estrito, podemos constatar divergências em relação ao próprio conceito de interpretação, embora seu lugar como técnica inerente ao método seja consensual. Basta evocar, por exem-

MARIA CLAUDIA CUNHA

plo, as diferenças entre as vertentes kleiniana e lacaniana no tratamento da questão.

Mas, usando um procedimento já tradicional no campo psicanalítico, tomemos como referência a obra de Laplanche e Pontalis, que nos apontam para a seguinte definição do conceito de interpretação:

a. *Destaque pela investigação analítica, do sentido latente existente nas palavras e nos comportamentos do indivíduo. A interpretação traz à luz as modalidades do conflito defensivo e, em última análise, tem em vista o desejo que se formula em qualquer produção do inconsciente.*

b. *No tratamento, comunicação feita ao indivíduo e procurando fazê-lo aceder a esse sentido latente, segundo as regras determinadas pela direção e evolução do tratamento.*[5]

Prossigo com mais algumas colocações presentes na obra citada, por considerá-las bastante esclarecedoras, além de úteis aos argumentos que pretendo desenvolver a seguir.

Logo no prefácio, justificando a relevância do trabalho, isto é, um dicionário de termos psicanalíticos, os autores afirmam: "como os ofícios e as ciências, também a psicanálise necessita de palavras próprias (...) a linguagem comum não tem palavras para designar estruturas e movimentos psíquicos que não existem aos olhos do senso comum; foi preciso inventar palavras cujo número – entre duzentas e trezentas – varia com o rigor da leitura dos textos e com os critérios de tecnicismo dos termos" (pg. 5).

Nessa perspectiva, ao termo *interpretação* foram dedicadas em torno de três páginas de... interpretação. Nelas encontramos desde uma referência filológica a problemas de tradução – *interpretação/interprétation* não se ajustam precisamente ao alemão *Deutung* – até a esclarecedora formulação de que "a comunicação da interpretação, é por excelência o modo de ação do analista, e por isso o termo 'interpretação', usado de forma absoluta, tem igualmente o sentido técnico de interpretação comunicada ao paciente" (pg. 319).

---

[5] LAPLANCHE, J. e PONTALIS, J.-B (1986), pgs. 318-319.

FONOAUDIOLOGIA E PSICANÁLISE

Então, de que interpretação nos fala a Psicanálise? Daquela que é, a um só tempo, técnica e pressuposto teórico: comunica-se ao analisando – essa é a ação do analista – o sentido formulado no seu inconsciente, porque (teoricamente) parte-se do pressuposto de que existe um *sentido latente* nas palavras e nas condutas do cliente, ao qual ele precisa ter acesso para que o tratamento evolua.

Retornemos, agora, à questão essencial ao campo fonoaudiológico: aqui, de que *interpretação* se fala?

Considero que, pela argumentação desenvolvida desde o início desta obra, disponho de condições suficientes para sugerir a migração do conceito de *sentido latente* para o terreno da clínica da linguagem. Em síntese, essa possibilidade se estabelece pela seguinte via: concepção de linguagem como discurso, sintoma da fala como uma linguagem e uma escuta terapêutica que vá além da literalidade do código, reconhecendo a expressão do inconsciente na linguagem. Nessa perspectiva, a meu ver, o que possibilita a introdução do conceito de *interpretação* no método da clínica da linguagem é a metapsicologia – conjunto de modelos conceituais da Psicanálise, dos quais destaco o de aparelho psíquico. E aproveito para, mais uma vez, enfatizar que dada a peculiaridade do objeto fonoaudiológico – a linguagem – essa migração metapsicológica pressupõe uma concepção não formalista de linguagem. Sendo assim, essa migração é inevitavelmente atravessada por critérios lingüísticos.

Disso tudo resulta que uma *interpretação fonoaudiológica* deve promover a articulação entre linguagem e psiquismo, a partir da história pessoal do cliente, pressupondo-se a não dicotomização entre as dimensões somática e psíquica. E, imediatamente, uma questão se impõe: como isto se dá, se efetiva, na prática clínica?

Nesse sentido, isto é, em relação à especificidade da ação do fonoaudiólogos, é preciso, inicialmente, retomar a idéia da ação psicanalítica no que se refere à idéia de *interpretação comunicada ao paciente*, citada anteriormente. A esse respeito, podemos encontrar nas colocações de Figueira o alerta de que é preciso explicitar mesmo a especificidade da interpretação psicanalítica em relação "às interpretações realizadas no cotidiano por todos nós, levando em conta que a língua que falamos é o nosso primeiro

MARIA CLAUDIA CUNHA

sistema interpretativo e nossa primeira teoria sobre o mundo e sobre nós mesmos, e que somos todos, quer saibamos ou não, interpretadores e analisadores de discurso na nossa vida diária".[5] Eu diria que esse alerta é também valioso para o campo fonoaudiológico, no sentido de não sermos tentados a uma "Fonoaudiologia selvagem", em analogia à idéia de Psicanálise selvagem", termo utilizado por Freud para definir uma interpretação que desconhece uma situação analítica determinada, na sua dinâmica atual e na sua singularidade, nomeadamente revelando diretamente o conteúdo recalcado sem ter em conta as resistências e as transferências.

E, mantendo um compromisso com o rigor dos conceitos (e dos termos) psicanalíticos, caberia acrescentar aqui uma breve referência à diferença entre *interpretação* e *construção*. A primeira, nas palavras de Freud "aplica-se a algo que se faz a algum elemento do material, tal como uma associação ou uma parapraxia. A segunda se dá quando se põe perante o sujeito da análise um fragmento de sua história primitiva, que ele esqueceu (...)"[6] Observase, assim, que as interpretações vinculam-se, mais estreitamente, ao que está sendo aqui considerado como as marcas do inconsciente na fala. Aquilo que não foi "dito em voz alta" demanda construção por parte do analista. Novamente Freud: "seu trabalho de construção, ou se preferir, de reconstrução, assemelha-se muito à escavação, feita por um arqueólogo, de alguma morada que foi destruída e soterrada, ou de algum edifício antigo".[7]

Essas ponderações nos remetem a um ponto crucial: a configuração do enquadre analítico, condição para o estabelecimento/desenvolvimento de um processo analítico. É preciso ter claro, então, que as interpretações psicanalíticas supõem a *associação livre*, por parte do paciente, a *atenção flutuante*, por parte do analista, e que o *par analítico* é formado por dois sujeitos do inconsciente, o que faz com que *transferência* e *contratransferência* sejam indissociáveis. O que é, então, comunicado ao cliente pelo

---

[5] FIGUEIRA, S. A. (1988)B, pg.19.
[6] FREUD, S. (1937), vol. XXIII, pg. 295.
[7] FREUD, S. (1937), vol. XXIII, pg. 293.

FONOAUDIOLOGIA E PSICANÁLISE

analista são os *conteúdos intrapsíquicos* postos em jogo numa *relação intersubjetiva.*

Assim, é preciso que se desconfie, como nos sugere Gilliéron, da aplicação direta das teorias psicanalíticas a outras áreas de conhecimento, na medida em que o enfoque psicanalítico é indissociável do enquadre em que se desenvolve, sendo, inclusive, hierarquicamente superior aos indivíduos – paciente e analista – em particular.

Nessa perspectiva, o desafio que se coloca ao campo fonoaudiológico, especialmente na clínica, é o quanto permanecemos "psicanalíticos" em outro enquadre terapêutico. Mais: quais necessitam ser as peculiaridades desse enquadre, de tal forma que ele se diferencie de outros possíveis, nos quais, sequer, a teoria psicanalítica possa inspirar o método?

As interpretações psicanalíticas não visam que o sujeito "fale bem", mas que, na medida do possível, resolva os conflitos estabelecidos entre as suas dimensões inconsciente e consciente. Para tal, "servem-se" *da* fala para *revelar* o inconsciente – *pela* fala –, contudo não a tomam como objeto. Em decorrência, o sujeito pode até vir a "falar melhor", mas não é esse o objetivo de um processo de análise, embora esse fato possa dele advir.

Interpretações fonoaudiológicas, diferentemente, objetivam a "cura *da* fala", também *pela* fala. Mas resultam de uma intersecção entre ouvir o sintoma de linguagem – o seu objeto – e escutar o que ele quer dizer. Nessa medida, também podem vir a revelar a possível função inconsciente do "falar mal".

O esquema que se segue sintetiza a reflexão até aqui desenvolvida, de forma a possibilitar a formulação final da proposta terapêutica que será aprofundada nos próximos capítulos. A coluna I refere-se ao conceito de *sintoma*, a II ao de *escuta*, a III ao de *interpretação* e a IV à da natureza do *processo terapêutico*. Na faixa A aparece a articulação desses conceitos no método clínico fonoaudiológico tradicional, em B no método psicanalítico e em C a proposta que, a meu ver, efetivamente possibilita a relação de contigüidade entre A e B. É nessa última faixa que, agora, visualiza-se a idéia do limite/da fronteira como território.

Essa reflexão mantém fidelidade ao caminho mesmo que a estabeleceu: foi a atividade como terapeuta da linguagem que me conduziu à Psicanálise, essa "peste" que, como queria o mes-

44

I PACIENTE	II TERAPEUTA	III TERAPIA	IV PROPOSTA
sintoma na fala →	percepção da fala →	descrição da → fala [formas e sentidos do código oral]	cura da fala [objetivo: comunicação]
como fala? [alterações formais no código oral]	como é falado? [falha, faltas]	o que é falado [literalmente]	falar da fala [metalinguagem]
dupla → sintomatologia	escuta → dissociada	aponta função → inconsciente do sintoma	cura da/pela fala
			objetivo: construção/ reconstrução do discurso
			fala com função psíquica [polissemia]
sintoma com → linguagem	escuta →	interpretação → [revela o inconsciente]	cura pela fala [objetivo: resolução de conflitos psíquicos]
o que quer dizer?	o que não é dito? para quem é dito?	por que é dito?	fala como produção psíquica
[associação livre]	[atenção flutuante]		

Side labels: A (first row), C (third group), B (last group)

tre Freud, a mim também contaminou. E pretendo usufruir, na qualidade de fonoaudióloga, da vantagem de não estar presa à camisa de forças do enquadre psicanalítico na minha atividade clínica. E esse desejo, é bom que se esclareça, é tanto resistente a banalizações quanto a vassalagens.

FONOAUDIOLOGIA E PSICANÁLISE

Os próximos capítulos analisam recortes temáticos do esquema apresentado, através da conjugação entre teoria psicanalítica e material clínico fonoaudiológico.

Inicialmente, é exposta a noção de psiquismo na perspectiva da metapsicologia freudiana, conjunto de sistemas conceituais cuja função é explicar os processos psíquicos. Desses sistemas destaco o da conceituação de aparelho psíquico – caminho para a introdução da descoberta do inconsciente. A intenção é a de fazer penetrar no campo fonoaudiológico um sujeito que não seja reduzido a sede da consciência, de tal forma a possibilitar a consideração do *caráter simbólico dos sintomas*.

No caso clínico relatado, a paciente queixa-se/sofre por um sintoma cuja função é a de possibilitar o retorno de conteúdos psíquicos recalcados – "lembranças esquecidas" e carregadas de afeto, que aparecem deformadas através do sintoma vocal que marca sua fala.

A seguir, o tema é o ponto de vista psicanalítico sobre a linguagem. Embora não encontremos nos escritos freudianos uma teoria explícita sobre a linguagem, é possível afirmar, com Forrester, que "a psicanálise começa e termina com uma tradução em palavras, de acordo com a sua única regra fundamental: 'diga-o em voz alta!'" (pg 86). Dito de outra forma: as palavras causam e curam sintomas.

Assim, a linguagem é assunto central no campo psicanalítico, tanto no que se refere à função mediadora da fala – condição essencial para a escuta no *setting* – quanto em relação à construção teórica do conceito de *representação* – o elo que possibilita a articulação entre linguagem e psiquismo.

Entretanto, no campo fonoaudiológico tanto o caráter mediador da fala quanto essa "ponte" operada pela representação tendem a ser desconsiderados. Disso resulta, por um lado, que a fala do paciente é *percebida* auditiva e visualmente mas não é *escutada* como produto de um movimento dos pólos intrapsíquico e intersubjetivo. Por outro lado, indissociável do primeiro, palavras e objetos passam a eqüivaler-se (daí a valorização excessiva da habilidade de *nomeação*), numa perspectiva que subtrai da linguagem tanto a opacidade quanto a ambigüidade.

Esse tema é tratado de forma a introduzir no pensamento

46

fonoaudiológico a consideração essencial de que, em última análise, *a palavra diz da coisa o que ela não é,* caso contrário o conceito de *representação* se esvazia. E, junto com ele, escoa *a possibilidade de articulação entre psiquismo e linguagem,* à qual só restaria o lugar de objeto de observação direta.

Enfatizando esses argumentos, cito Viderman: "porque a linguagem não manipula a ordem da realidade das coisas, trabalha, sim, num espaço puramente simbólico. Portanto, mais uma vez com ele, é preciso que se distinga a nomeação concreta das coisas do mundo pela linguagem, cuja universalidade de sentidos é fundamentada sobre o paralelismo estrito dos campos morfo – semânticos, e a nomeação pela linguagem do campo fantasístico que não tem a estrutura própria de uma unidade semântica à qual os significantes reenviariam e com o qual coincidiriam absolutamente" (pg 58).

O material clínico analisado refere-se a uma paciente cuja fala seria considerada como "sem sentido", caso fosse avaliada unicamente a partir do critério de adequação do conjunto significante-significado, as duas faces do signo que, convencionalmente, fazem eqüivaler um som a um sentido invariável. No entanto, essa mesma fala, se *interpretada* na sua dimensão simbólica, recupera a inteligibilidade - não pela via da literalidade, mas pela da polissemia. E é na multiplicidade, muitas vezes contraditória, de sentidos que vamos encontrar os afetos, as necessidades, os desejos: uma realidade *criada (e/ou silenciada)* pela linguagem.

O terceiro é o último tema, pois trata-se do mais polêmico e, por isso mesmo, essencial. Por isso, não poderia introduzi-lo sem antes ter decantado os anteriores, sob pena de incorrer no retoricismo, isto é, formulando um discurso que ao leitor possa parecer pomposo porém vazio. Estou me referindo à questão da *especificidade* do campo fonoaudiológico em relação, no caso, ao campo psicanalítico.

A Psicanálise cura *pela* fala e a Fonoaudiologia cura *a* fala. Mas essa afirmação estabelece um dilema: a cura *da* fala é obtida apenas metalingüisticamente? Isto é, tomando a linguagem como objeto e "falando" sobre ele, com a finalidade de corrigir/eliminar as faltas e falhas manifestas no código oral? Os argumentos até aqui desenvolvidos inviabilizam essa solução terapêutica na medida em que ela exclui o sujeito do inconsciente, tomando a linguagem apenas no sentido da *comunicação.*

FONOAUDIOLOGIA E PSICANÁLISE

Essa idéia, a de *comunicação*, parece constituir-se no principal objetivo dos processos terapêuticos fonoaudiológicos tradicionais, justificando a ênfase nos procedimentos corretivos/normativos da fala. Isto porque parte-se do princípio de que para que as pessoas se comuniquem, isto é, *troquem informações* é preciso que partilhem um mesmo código de tal forma a garantir a *transmissibilidade das mensagens*. Assim, a *intersubjetividade da relação terapêutica* – espaço natural e privilegiado dos fenômenos transferenciais e contratransferenciais – é substituída pela busca de *identidade entre emissor/receptor*, somente efetivada através da partilha de um código comum para a comunicação.

Não me parece razoável "expulsar" do campo fonoaudiológico o valor da noção de comunicação, mas, ao contrário, ampliá-lo. Isso implica considerar o conceito de *signo* – associação estável, convencional, entre significante e significado. Mas seriam essas afirmações contraditórias em relação aos insistentes argumentos até aqui desenvolvidos em defesa de uma espécie de "anti-linguagem", negação daquela que é fixada através de uma convenção imutável? Acredito que não, e para justificar essa convicção, esse tema é analisado a partir da idéia de que a clínica da linguagem lida com uma de *dupla sintomatologia*.

Recorrendo novamente aos conceitos psicanalíticos, lembremos que "as duas orelhas do analista são, de fato, orelhas evangélicas: feitas para não ouvir – pelo menos feitas (ou que deveriam assim ter sido feitas) para não ouvir o que é dito no discurso sensível que soa ao seu ouvido".[8]

Por analogia, surge uma imagem, digamos que um tanto dissociada, para as "orelhas do fonoaudiólogo": uma igual à do analista, outra para ouvir o que soa ao seu ouvido. Assim, uma escutaria *o sintoma como linguagem* e a *outra o sintoma da fala*. Sendo assim, a especificidade do fonoaudiólogo está em tentar solucionar a seguinte questão: *por que o sintoma converteu-se na fala? Por que foi lá o lugar de menor resistência?* E esse *olhar* psicanalítico é o que possibilita uma *escuta fonoaudiológica* e, por extensão, novas formas de se utilizar as técnicas fonoaudiológicas tradicionais.

---

[8] VIDERMAN, S (1990), op. cit., pg. 63.

MARIA CLAUDIA CUNHA

Esse tema está ancorado no material clínico de um caso de distúrbio articulatório, um dos mais clássicos sintomas que aparecem *na* fala. Porém, nos casos de distúrbios articulatórios, a tendência fonoaudiológica é a de tomar esse sintoma, isto é, as alterações fonêmico/fonológicas, considerando apenas as suas determinações somáticas – a saber, os possíveis problemas quanto à discriminação auditiva e/ou quanto aos aspectos anatômico/funcionais do sistema sensório motor oral.

Contudo, tanto na presença quanto na ausência de disfunções somáticas, a dimensão psíquica não pode ser desprezada, isto é, o *sintoma precisa também ser considerado como uma linguagem*. Dessa forma, parte-se para a superação das *interpretações fonoaudiológicas* tradicionais, pautadas no estabelecimento de *relações de causalidade* de dois tipos:

1. *se* doença somática X *então* sintoma Y na fala

e

2. *se* sintoma na fala Y e não doença somática X então - "só pode ser"– psíquico, psicológico, emocional (categorias imprecisamente definidas e consideradas como explicativas em si mesmas, a partir de mera negação).

No capítulo final, o leitor será alertado contra o proselitismo intelectual que, com freqüência, tem inebriado os fonoaudiólogos, marcadamente na última década. Refletir sobre a relação teoria-prática com vistas a rever/aprimorar o método da clínica fonoaudiológica impõe-se como uma tarefa indispensável, e que vem sendo desencadeada e mantida especialmente no universo acadêmico-científico. Entretanto, percebo nesse movimento alguns momentos de questionável exacerbação: é como se, "de tempos em tempos", os produtos dessas reflexões promovessem um estado coletivo de onipotência, traduzido pela crença de que (finalmente!) tivéssemos conseguido formular *um* método clínico hegemônico. E aí nos deparamos com algo como o "pensamento fonoaudiológico de vanguarda"

Esta obra tem outro espírito, e talvez seja essa a sua mais genuína inspiração psicanalítica. Refuto essa problemática noção de *vanguarda*, que parece estar também envolvida, atualmente, no possível diálogo entre Fonoaudiologia e Psicanálise.

FONOAUDIOLOGIA E PSICANÁLISE

Pois, como bem nos lembra Forrester: "na história, como na psicanálise, entende-se aquilo que vem antes através do que veio depois" (pg 249). Nessa perspectiva, não persigo hipóteses, mas relato o processo de construção de interpelações às quais fatos e atos clínicos me conduziram.

Capítulo III

Boas-Vindas à Metapsicologia Freudiana
da conceituação do aparelho psíquico e do caráter simbólico dos sintomas

O estranho, o absurdo que constitui a natureza humana faz mais que espantar: pede para ser traduzido, *interpretado*. Caso contrário, o trabalho terapêutico resume-se ao exercício mecanicista – um tanto estéril mesmo quando rigoroso – de *descrição* de sintomas, associado a procedimentos terapêuticos de "adestramento", também, eufemisticamente, chamados de "aprendizagem". Inicio este capítulo com fragmentos de material clínico fonoaudiológico que permanecem apenas como fatos "estranhos" enquanto não são interpretados. Essa espécie de memorial consta de experiências que marcaram e se destacaram na minha atividade clínica. Referem-se a clientes que tinham basicamente dois pontos em comum:

1. Tanto a queixa manifesta quanto o sintoma observável diziam respeito a problemas na oralidade, o que classicamente configura a demanda de terapia fonoaudiológica.

2. Nenhum deles apresentava alterações somáticas que pudessem, em si mesmas, justificar os seus sintomas.

De resto, tinham as singularidades que se seguem:

O rapaz gaguejava ao falar, e dizia sentir-se igualmente "gago" quando tornava-se sexualmente impotente com a companheira. E isso só passara a ocorrer desde que ela havia se transformado, formalmente, em sua esposa. Quando conseguia ter uma relação sexual

FONOAUDIOLOGIA E PSICANÁLISE

satisfatória, passava os dois ou três dias subseqüentes sem gaguejar.

A menina surda agredia fisicamente aqueles com os quais não conseguia comunicar-se oralmente para, em seguida, refugiar-se no colo da mãe. Nesses momentos, ambas dialogavam num código próprio e incompartilhável.

A moça engordava e emagrecia bruscamente, na proporção exatamente inversa ao aparecimento de suas crises vocais de rouquidão e afonia.

A menina parou repentinamente de falar aos três anos, logo após submeter-se a uma cirurgia para a retirada de um tumor maligno no rim. Lentamente, foi voltando a verbalizar mas permanecendo até a adolescência – época do inicio do tratamento – com sintomas de um distúrbio articulatório que prejudicava significativamente a inteligibilidade de sua fala.

O menino "trocava sons para falar" e, num dos nossos primeiros encontros, contou-me um "segredo", após solicitar a garantia de que eu não o revelaria a seus pais. Feito o pacto, disse-me que era capaz de falar corretamente "quando queria", chegando a demonstrar-me claramente tal habilidade.

A menina nascida de uma gravidez assumidamente indesejada pelos pais recusava-se a abandonar o "tatibitati" – que infantilizava bastante sua fala – usando o seguinte argumento: "tecê tum é tom" (isto é, *crescer não é bom*).

O menino aos quatro anos ainda não tinha adquirido linguagem oral. A mãe, psicóloga, já na entrevista disse-me que eu não precisaria temer dar-lhe o diagnóstico: sabia que o filho era afásico porque havia consultado bibliografia a respeito. O pai, veterinário, também apontava para a existência de uma lesão cerebral como causa do sintoma, afirmando que "cérebro de gente é igual ao de vaca, células lesadas são irrecuperáveis". Exames clínicos preliminares, a cujos resultados eles já haviam tido acesso, negavam a existência de um quadro lesional de qualquer natureza.

O homem dizia ter começado a gaguejar aos três anos, desde que, segundo os relatos familiares de um fato do qual afirmava não conseguir recordar-se, presenciou o irmão mais velho morrer engasgado.

O menino tinha um ceceio lateral porque recusava-se a tocar a língua no local adequado à fonação, dizendo que "lá" – na região posterior dos dentes frontais superiores – havia uma "bolinha" (invisível). Afirmava que ela era resultado de uma queda sofrida quando era um bebê, relatando esse episódio com a mesma riqueza de detalhes com que a mãe o fizera na primeira entrevista.

A moça judia detestava a própria voz, atribuindo-lhe um caráter patológico. Dizia que sua voz era muito parecida com a da mãe, a seu ver uma voz típica "das mulheres judias". Tecnicamente sua voz era assintomática, apesar do tom levemente agudizado e da entonação acentuada.

Foram experiências clínicas dessa natureza que me conduziram à Psicanálise, área do conhecimento humano que se insere entre as dimensões biológica do cérebro e aquela dos atos conscientes, permitindo que se substitua um sintoma – o sinal – pela sua representação – o símbolo. E, assim, nos possibilita a compreensão dos sintomas para mais além da sua dimensão corporal.

Nesse sentido, eu diria que, em todos os casos citados, a evolução do tratamento só me pareceu ter sido possível em função da articulação entre técnicas fonoaudiológicas – específicas às peculiaridades de cada um – e a consideração dos aspectos psíquicos envolvidos na formação dos sintomas manifestos. Isto é, foi indispensável que a função psíquica dos sintomas se revelasse.

Exemplificando: para *apontar* à moça que engordar / emagrecer mantinha relação com voz boa / voz rouca, foi preciso *escutar* o seu discurso para além do sintoma (as variações na voz) e considerar o seu substituto (as variações no peso). Isto porque o que ela dizia era que a voz rouca era considerada pelos homens como "mais sexy". Logo, a meu ver: mais magra, mais rouca, "mais sexy". Assim, a questão da sexualidade estava apontada, sugerindo a possível existência de conflitos nessa área. É preciso ter claro que essa perspectiva terapêutica difere significativamente daquela fonoaudiologicamente tradicional, a saber: descrever e tentar eliminar – via a utilização de técnicas vocais – a sintomatologia presente estritamente na fala.

Cabe ressaltar, entretanto, que a utilização de tais técnicas vocais foi indispensável nesse caso, especificamente aquelas relativas à propriocepção do ato fonatório. Afinal, alguém que "não percebia" que o próprio corpo estava ganhando e perdendo peso num curtíssimo espaço de tempo (chegou a engordar vinte quilos em um

FONOAUDIOLOGIA E PSICANÁLISE

mês), evidentemente, também não se dava conta da tensão imprimida às cordas vocais de tal forma a alterar-lhes a função e produzir o sintoma.

Poderíamos utilizar outro exemplo: o caso do menino que falava corretamente *quando queria*. Na entrevista inicial, a mãe havia enfatizado que, do seu ponto de vista, aquele era um momento absolutamente desfavorável ao início de um processo terapêutico com a criança. Tinha tido um bebê recentemente, que lhe demandava muitos cuidados, e ausentar-se de casa para trazer o meu futuro cliente às sessões seria um problema. Além disso, viviam dificuldades financeiras decorrentes do "aumento da família" associado a um período de instabilidade profissional do pai. Mas, mesmo assim, iria fazer esse "sacrifício", temendo que as dificuldades apresentadas pelo filho viessem a prejudicar o seu rendimento escolar – um aspecto também referido pela escola – além de sua adaptabilidade social.

Insistiu no quanto ambos, ela e este filho, eram "iguais": explosivos, carinhosos, teimosos. O mais velho, por sua vez, era "igual" ao pai, o oposto: fechado, calmo, um tanto passivo; e o bebê – objeto de intenso ciúme por parte do meu cliente –, precocemente, já manifestava tendências compatíveis com esta, digamos, "matriz materna" de personalidade. Falou-me também que os sintomas do filho pareciam ter se intensificado após o nascimento do bebê.

Já na segunda sessão, o menino revelou-me seu "segredo", isto é, a ocorrência do sintoma dependia de sua "vontade". Além desse fato essencial, chamou a minha atenção os conteúdos típicos de seu discurso: seus relatos sempre revelavam muita competitividade e agressividade em relação aos irmãos e ao pai. Ao mesmo tempo, valorizava o fato da nossa relação não ser compartilhada por eles; dizia-me que todos demonstravam muita curiosidade em saber o que ocorria nas sessões, ao que ele respondia que não queria contar – outro segredo. Os sintomas, caracterizados por alterações fonêmicas, que eram inicialmente sistemáticas, foram desaparecendo totalmente durante as sessões, num curto espaço de tempo.

Simultaneamente, a mãe referia estranhar o fato dele gostar tanto de vir às sessões, surpreendendo-se quando ele chegava a abandonar, sem hesitação, suas brincadeiras favoritas para vir encontrar-me. Além disto, ele alardeava a familiares e amigos que "precisava ir na terapia". Ela também não compreendia como alguém, sempre tão preocupado em valorizar o próprio desempenho, parecia estar tão "orgulhoso" das próprias dificuldades.

Interrompo o relato para pontuar a questão da função psíquica desse sintoma. No discurso de meu cliente, começaram a tornar-se constantes e repetitivas as referências a dois fatos, embora, aparentemente, ele não os relacionasse entre si. A saber: o pai precisava trabalhar muito para me pagar, quase não parava mais em casa. E vir e voltar da terapia eram os únicos momentos em que ele ficava com a mãe "só pra ele" – no caminho sempre faziam algo que parecia lhe ser muito prazeroso (tomavam sorvete, compravam figurinhas etc.).

Ora, por que então, nesse contexto, iria "desapegar-se" do sintoma? Para perder os momentos de exclusividade do afeto materno? Para favorecer que o pai trabalhasse menos e ficasse mais em casa competindo com ele por esse afeto, juntamente com os irmãos?

Apontei isso, e ele reagiu de forma sedutora: vinha porque gostava muito de mim. Fiz o mesmo com os pais, que pareceram compreender que seria preciso que algo se modificasse na dinâmica familiar, vivida de forma tão ameaçadora pelo filho, de tal forma que eles também pudessem vir a se tornar cúmplices do seu "segredo". O processo terapêutico ainda se prolongou até o momento dessa revelação. Mas, tirada essa primeira máscara, senti que todos estavam mais atentos para o eventual aparecimento de outras.

Chego assim ao ponto nodal deste capítulo, cujo objetivo é o de articular a *noção psicanalítica de sintoma* com *material clínico fonoaudiológico*, via dois conceitos fundamentais da metapsicologia freudiana: o de *aparelho psíquico* e o de *pulsão*. O primeiro nos fala sobre o funcionamento do psiquismo; o segundo é o fator que impulsiona esse funcionamento.

A pulsão é "um conceito situado na fronteira entre o mental e o somático",[1] e que começa a ser delineado já nos escritos freudianos sobre a sexualidade humana. Explicitando: existe uma força que

---

[1] FREUD, S., *1916 ESB*, vol. XIV, pg.142.

FONOAUDIOLOGIA E PSICANÁLISE

atinge o organismo "de dentro para fora", na medida em que os fenômenos orgânicos geram *tensões internas* no indivíduo, das quais ele não pode escapar. Essa é a dimensão somática da pulsão, uma exigência metabólica que o corpo faz à mente. Contudo, para livrar-se dessas tensões, é preciso *representá-las* no psíquico, e é essa a outra dimensão pulsional. São exatamente essas representações que constituem os conteúdos do *inconsciente* e que impulsionam o psiquismo.

Esse movimento se dá no *aparelho psíquico*, ao qual Freud chegou a referir-se como uma "ficção", uma vez que não é passível de demonstração objetiva.[2] No *id*, o pólo pulsional da personalidade, concentram-se esses conteúdos inconscientes que precisam ser "descarregados", tarefa que encontra seus limites no *ego* e no *superego*. E é no conflito entre essas três instâncias que se formam os sintomas.

O sintoma é, então, um sinal de que essas representações pulsionais tentaram se exprimir e foram *reprimidas*. Mas, indestrutíveis que são no inconsciente – o qual pressiona incessantemente o psiquismo na busca de satisfação – e não encontrando outra forma de expressão, fazem-no através do sintoma.

---

[2] A leitura da obra freudiana delineia a construção desse conceito e permite que, historicamente, esse percurso seja refeito através de três textos fundamentais: *A Interpretação de Sonhos*, de 1900, sétimo capítulo, aparece a primeira versão publicada da concepção de aparelho psíquico. Antes, em 1895, a tentativa de sua execução está no *Projeto para uma psicologia científica*. Em *Esboço de Psicanálise*, de 1937, encontramos uma versão atualizada para a posteridade.

Em termos metapsicológicos, a conceituação de aparelho psíquico é marcada, ainda, pela clássica discussão a respeito da sua divisão em dois momentos: as chamadas *primeira e segunda tópicas*. Respectivamente, as visões que o diferenciam nos sistemas *inconsciente, pré consciente e consciente*, cf. *Formulações sobre os dois princípios do funcionamento mental* (1911) e *Artigos sobre metapsicologia* (1915). E em *id, ego e superego*; cf. *Além do princípio do prazer* (1920) e *O ego e o id* (1923).

Esta nota, provavelmente dispensável aos leitores familiarizados com o campo psicanalítico, parece-me útil aos demais. Particularmente no campo fonoaudiológico, observo que a metapsicologia parece confinada ao lugar da densidade teórica, da excessiva erudição, em contraposição às "urgências" da ação terapêutica. Entretanto, sem este suporte, corremos o risco de reeditar o dilema dos "empréstimos" a partir de reduções teóricas. Vou analisar minuciosamente essa questão mas enfatizo desde já a importância da concepção de aparelho psíquico para toda a discussão que se segue, e que será baseada nos termos da segunda tópica.

Entretanto, o *afeto*, que é a energia que move a representação pulsional, não pode ser reprimido, ficando livre para ligar-se a outra representação semelhante. Assim, novamente a consciência será pressionada com vistas à obtenção da descarga pulsional. E se essa nova representação for também reprimida, outras ligações entre o afeto e aquela representação original se farão, até obter-se a satisfação.

Essas ligações entre afeto e outras representações são chamadas de *formações substitutivas*, e o processo de repelir a representação original da consciência é o *recalque* – mecanismo fundamental das neuroses. É em função dessa formação de substitutos que podemos dizer que o neurótico sabe do seu conflito, mas não quer saber dele. Dito de outra forma: ele sabe e não sabe de si mesmo. A representação expressa na formação substitutiva é, em última análise, aquela primeira que foi recalcada, levando o indivíduo a autorizar, por outras vias, algo que ele mesmo proibira.

Dito isto, podemos enunciar a clássica definição psicanalítica: o *sintoma é o retorno do recalcado*. E o que retorna é deformado em relação àquilo que foi objeto do recalque. Logo, todo sintoma tem uma dupla missão: a de realizar o desejo inconsciente de forma mascarada e a de dificultar que o sujeito o identifique. Fica claro, assim, que "livrar-se do sintoma" é livrar-se da máscara que protege o indivíduo de seu inconfessável desejo.

Nessa perspectiva, é interessante assinalar o que nos fala Freud em *Análise terminável e interminável*, um de seus últimos artigos, de 1937: é função do processo analítico promover um "amansamento" das pulsões, de forma a colocá-las em harmonia com o conjunto do aparelho psíquico, e não eliminar definitivamente o efeito patogênico no nível pulsional. Segundo o mestre, esse poderia ser considerado um final feliz para um processo de análise.

Assim, ao introduzir o conceito de sintoma do ponto de vista psicanalítico, é preciso, logo de início, assumir que *todo sintoma é pulsional*. Origina-se no corpo, mas seu destino é psíquico. E é por esse motivo que, para lidar com os sintomas, os psicanalistas os trazem para o nível da representação (do símbolo), tentando livrá-lo da porção corporal (o sinal).

Articulando essas colocações com os dilemas do campo fono-

FONOAUDIOLOGIA E PSICANÁLISE

audiológico, proponho a seguinte reflexão: será que pelo fato de não lidarmos diretamente com o nível simbólico dos sintomas (no caso, os da fala), mas intervir tecnicamente no âmbito corporal, podemos *desconsiderar* a existência das representações psíquicas e, por extensão, tomarmos nossos clientes como "amputados" / esvaziados de inconsciente?

E essa questão pressupõe outra: será que a noção de aparelho psíquico é aplicável universalmente ou *somente* no consultório dos psicanalistas? [3]

No sentido de aprofundar essa discussão passo a relatar o caso que se segue.

A mulher tinha um pouco mais de trinta anos e me procurou para atendimento fonoaudiológico afirmando, desanimada, ser esta a "última tentativa" de livrar-se de seu sintoma. Sofria há quase dez anos, dos quais pelo menos a metade havia peregrinado em busca dos cuidados de diferentes profissionais: médicos de diversas especialidades, fonoaudiólogos, psicólogos. Isto tudo entremeado por algumas incursões pelo misticismo e pelas chamadas "terapias alternativas". Fazia psicoterapia há quase um ano, mas chegara à conclusão que isso também não solucionaria o seu problema, embora gostasse de freqüentar as sessões.

Pessoa de nível cultural e econômico diferenciados, profissionalmente estável e bem sucedida, via no sintoma um possível prejuízo da sua imagem pública, embora não relatasse ter dificuldades quanto ao relacionamento social. Demonstrava ser uma pessoa tímida mas, ao mesmo tempo, era afável e gentil.

Solteira, vivia com a mãe, justificando esse fato por ter "sobrado em casa", já que o irmão e a irmã, mais velhos, já haviam se casado. Durante um primeiro período do tratamento, não fez qualquer referência à vida amorosa. Parecia dedicar seu afeto à família e aos amigos, dos quais se destacava um outro grupo familiar que funcionava como uma extensão do seu.

---

[3] A esse respeito, ver SILVA (1995), em que essa discussão é introduzida a propósito da viabilidade em se fazer pesquisa acadêmica em Psicanálise, especialmente no que se refere aos critérios para a seleção e utilização de material empírico.

Seu sintoma manifestava-se na voz. Poderia descrevê-lo da seguinte maneira: de tempos em tempos, sua fala fluente, cuja voz não apresentava qualquer anormalidade (pelo contrário, tinha um timbre muito agradável), era bloqueada por uma espécie de espasmo, seguido de visível esforço para prosseguir falando. Nesses momentos – alguns segundos – sua voz tornava-se "estrangulada", rouca, soprosa e trêmula, o que era acompanhado por hipertensão no pescoço e uma contração das musculaturas toráxica e abdominal. A intensidade vocal se reduzia e a altura se agravava. Mesmo assim, ela mantinha a seqüência natural do discurso, em termos de sentido. Em seguida, sem qualquer interrupção, voltava a falar normalmente, não fazendo qualquer referência ao ocorrido. Parecia não ter se dado conta do que acabara de acontecer no seu corpo.

Seu (bom) humor era relativamente estável, ria com freqüência durante os relatos, e no riso o sintoma nunca se manifestava.

A queixa se mantinha ("minha voz some"), sendo sempre formulada com uma fala assintomática. Minha escuta acusava essa cisão. Tentei afiná-la, buscando estabelecer uma relação entre os conteúdos do nosso diálogo e o aparecimento do sintoma. Aparentemente não havia.

Após algumas sessões iniciais, adotei um procedimento convencional do método fonoaudiológico, tecnicamente indispensável nos casos de pacientes com sintomas vocais, e amplamente conhecido pelos meus colegas da área. Vou explicitá-lo um pouco mais, por supor que não serão esses os meus exclusivos leitores.

Encaminhei-a para um exame médico otorrinolaringológico, para que fossem avaliadas as condições anatômico-funcionais das cordas vocais. Os sintomas – "audíveis e visíveis" – já me sugeriam que se tratava de uma disfonia espástica, e essa hipótese foi confirmada.[4] O diagnóstico apontou para a total ausência de anormalidades anatômicas na laringe e, funcionalmente, uma adução violenta e excessiva das cordas vocais durante a fala espástica.

---

[4] Cabe ressaltar que iniciei o atendimento dessa cliente há mais ou menos dez anos. Naquele momento, os diagnósticos médicos habituais utilizavam-se dos recursos da laringoscopia indireta e, na sua impossibilidade técnica, da laringoscopia direta.

FONOAUDIOLOGIA E PSICANÁLISE

Na sessão seguinte à consulta médica, ela me pareceu animada com o fato de que, enfim, alguém descobrira "o que ela tinha". O remédio: terapia fonoaudiológica. Contou-me, inclusive, que tinha pensado em abandonar a medicação prescrita pelo neurologista, fato que até então eu desconhecia. Tratava-se de um anti-depressivo que, do que pude compreender, ela utilizava de maneira um tanto aleatória, pois não conseguia avaliar seus efeitos nem o motivo da prescrição. Sugeri que consultasse o profissional a respeito, o que ela julgou desnecessário na medida em que ele já lhe havia dito que "quando se sentisse bem não tomasse".

Prosseguimos com as sessões. Agora, objetivamente, eu sabia que não existiam problemas anatômicos *na laringe* (nódulos, cistos, tumores ou mal formações em geral). Do ponto de vista do método clínico, essa é uma informação essencial, já que a presença/ausência desses fatores promove especificidades técnicas em termos fonoaudiológicos, além de orientar procedimentos interdisciplinares – no caso cirúrgicos e/ou medicamentosos.

Quanto ao aspecto funcional, é importante retomar o seguinte: nesses casos, a hipertensão das cordas vocais, que ocorre quando elas são firmemente pressionadas contra a glote (assim como as

---

Atualmente, esses recursos sofisticaram-se tecnologicamente (videofluoroscopia e nasolaringoscopia), garantindo maior precisão nos resultados clínicos.

Esse comentário torna-se pertinente na medida em que é comum encontrarmos, na bibliografia disponível, a referência ao fato da disfonia espástica ser um quadro raro. Alguns autores questionam, entretanto, se essa baixa freqüência não estaria relacionada a dificuldades para a realização de diagnósticos.

No caso da minha cliente, ambos os tipos de laringoscopia (direta e indireta) já haviam sido realizados anteriormente ao nosso contato, mas, segundo ela, jamais alguém havia dado tal "nomeação" para a sua doença. Recordava-se apenas que, em dada ocasião, um dos médicos consultados havia diagnosticado "voz de banda" (alteração funcional de outra natureza).

Para concluir, gostaria de enfatizar que aqui o nome da doença importa pouco, já que vou me ocupar de manifestações sintomáticas singulares. Mas, por outro lado, como será visto mais adiante, o nome importa muito. Isso porque, no campo fonoaudiológico, as disfonias espásticas, tanto no que diz respeito ao diagnóstico como ao tratamento, são exemplos típicos das tentativas de dicotomização entre o psíquico e o somático. A existência dessa polêmica, inclusive, favoreceu a escolha do material clínico deste capítulo. Ao questionar a validade dos pressupostos que a instauram, reforçam-se os meus argumentos a favor do caráter pulsional dos sintomas.

tensões que aparecem associadas em outras partes do corpo), *só se dá* nos momentos de fala espástica.

No caso da minha cliente, conforme já me referi antes, esses momentos eram freqüentes mas extremamente rápidos, de tal forma que sequer a seqüência do discurso era interrompida. E não me parecia fazer o menor sentido interrompê-la para apontar o sintoma e intervir com alguma técnica que aliviasse essa hipercinestesia (relaxamentos, massagens, exercícios proprioceptivos de respiração, ressonância, vocalizações, etc). Isso não diminuiria a sua dor psíquica e, fatalmente, suspenderia a minha escuta momentaneamente. Estava claro para mim que era preciso interpretar o que esse sintoma queria dizer.

Mas, ainda em relação às tensões corporais, cabe salientar um aspecto intrigante. Apesar da minha intenção em compreender a função psíquica do sintoma, não negligenciei na investigação da sua dimensão corporal. Assim, propus a realização de alguns exercícios de relaxamento e pude observar que, nessas situações, ela alcançava um estado de normotonia com facilidade. Conversando sobre isso, afirmou-me que essa facilidade, provavelmente, decorria da sua experiência com o trabalho de ioga que vinha desenvolvendo já há algum tempo. Chegou, inclusive, a exemplificar-me como isso se dava, "ensinando-me" algumas técnicas, das quais se destacavam as respiratórias – outro aspecto que eu pretendia investigar melhor. Nem foi necessário tomar tal iniciativa.

Percebi, então, que fora do contexto de comunicação, essas tensões desapareciam e a sua propriocepção corporal se intensificava. Chamei a sua atenção para isso, o que levou-a a revelar-me o seguinte: em situações de relaxamento sentia-se de fato muito confortável, mas essa sensação só não era plena porque nunca conseguia livrar-se de uma "pressão" nas região do pescoço. Pedi que tentasse me descrever essa sensação e, nas suas palavras, era algo como se houvesse "uma mão" apertando essa região.

Perguntei-lhe se considerava ser essa mesma "mão" a que agia nos momentos de fala espástica. Ficou calada por instantes para, a seguir, afirmar que essa "mão" era diferente, "apertava por dentro e não por fora".

Nas sessões seguintes, comecei a notar uma reação diferente em relação aos episódios sintomáticos. Se, antes, eles pareciam passar

FONOAUDIOLOGIA E PSICANÁLISE

desapercebidos à consciência, agora ela começava a pontuá-los, ora com um sorriso um tanto constrangido ora dizendo (com voz normal) algo como "olha a mão de novo".

Em uma perspectiva fonoaudiológica tradicional, essa reação seria avaliada positivamente, a saber, ela começava a *conscientizar-se* do problema. O passo seguinte: "livrar-se" dele, usando uma "terceira mão" – a minha! Agora sim os exercícios seriam eficazes, bastaria propô-los, "aplicá-los".

Entretanto, foi outra a minha leitura. Dei-me conta de que o aparecimento do sintoma não suspendia a minha escuta mas essa pontuação sim. E mais, o sintoma parecia ter se intensificado e, com ele, a *resistência*. Em outras palavras: o *como* era dito passou a preponderar sobre *o que* era dito. E ela passou a "queixar-se" mais.

Voltemos à concepção psicanalítica de sintoma para dizer, com Mezan, que ele (sintoma) "não é necessariamente aquilo de que o indivíduo tem consciência; pode ser, por exemplo, a total incapacidade de perceber que algo está ocorrendo com ele. É por esse motivo que queixa e sintoma não necessariamente coincidem. Ainda com o autor, poderíamos afirmar que a queixa traduz uma percepção que o indivíduo tem sobre si mesmo, uma "teoria" a seu respeito, que, como qualquer outra produção psíquica, deve ser tratada com respeito. Porém, disso não se segue que o conteúdo manifesto desta teoria seja idêntico ao(s) seu(s) significado(s) inconscientes" (1993, pg.1).

Simultaneamente, eu observava que no tom do discurso de minha cliente começava a manifestar-se uma certa ironia com a qual, digamos, ela ridicularizava suas dificuldades. Como tinha se tornado assim tão "esquisita"? Por que não era capaz de agir normalmente, já que, nas suas palavras, "não tinha nenhuma doença" (aludindo a causas orgânicas)? De onde surgiam essas "mãos" imaginárias e tão poderosas?

Mais uma precisa citação de Mezan: "o sintoma é absurdo, à primeira vista, porque suas conexões com o restante da vida psíquica foram destruídas pelos mecanismos de defesa" (1993, pg.1). Era evidente que o sintoma precisaria ganhar sentido, para além da simples ausência de "motivos reais" que justificassem sua ocorrência.

Quando começamos a lidar com essa questão, isto é, com essas

MARIA CLAUDIA CUNHA

representações, minha cliente desanimou-se visivelmente. Passou a demonstrar pessimismo em relação à evolução do tratamento, ao mesmo tempo em que, de maneira aparentemente contraditória, antecipava-se ao horário das sessões, às quais comparecia regularmente.

As *defesas*, originadas do conflito entre o ego e a pulsão, começaram a incidir sobre uma típica representação pulsional: as recordações. Na medida em que, como convém a um trabalho de inspiração psicanalítica, tentávamos reconstruir o processo de formação do sintoma "de trás para frente", isto é, buscando as circunstâncias mais ancestrais do seu surgimento, ela dizia-se "esquecida" dos fatos. Quando/como ele surgiu pela primeira vez? *Não lembro*. De lá para cá piorou, estabilizou-se, melhorou? *Não sei*. Na época alguém fez comentários a respeito? *Esqueci*. Só era capaz de referir-se ao presente. E, mesmo assim, quando eu eventualmente me reportava a conteúdos de sessões anteriores, tentando articular as peças desse quebra-cabeças, muitas vezes ela reagia: *eu disse isto?* Ou então: *nossa, que memória você tem!*

Nessa fase, abandonou a psicoterapia porque, a seu ver, na terapia fonoaudiológica já "fazia as duas coisas": falava de si mesma *e* da sua voz. A psicóloga havia interpretado a sua decisão como *resistência* – e ela me disse isso assim, literalmente, num misto de irritação e busca de cumplicidade. Como poderia ser "acusada" de resistir, se se esforçava tanto em "curar-se", buscando há tempos todos os recursos disponíveis?

Percebi que o vínculo *transferencial* intensificava-se em relação a mim. Chegou a dizer-me, justificando sua decisão, que preferia ficar com "uma pessoa só". E eu tinha sido a escolhida, porque *além* de compreendê-la, *também* dispunha dos recursos técnicos para lidar diretamente com o seu problema específico. Nota-se aí que os "exercícios" passavam a adquirir também um valor simbólico.

Um parênteses: nessa época, empenhava-se muito nos tais "exercícios". Tinha especial predileção pelos de ressonância, nos quais se saía muito bem, prolongando-lhes a duração cada vez com maior intensidade vocal, e dizendo que eles pareciam expulsar as tais "mãos" imaginárias. Durante o relaxamento, dormia com freqüência, e quando isso ocorria, justificava-se dizendo estar muito cansada. Entretanto, concluídos os exercícios,

FONOAUDIOLOGIA E PSICANÁLISE

quando retomávamos o diálogo, via de regra, o sintoma aparecia já nas primeiras palavras do seu discurso. Aproveitei-me, terapeuticamente, da nova situação. Muito bem: se os dois vínculos pareciam dividi-la, talvez não bastasse reduzi-los a um só para livrar-se desse desconforto. Isso porque a divisão era anterior: ela *e* a voz. Logo, precisaríamos "juntar" isso também. Iniciou-se, então, um processo que eu chamaria de "transferência da transferência". Passou a relatar-me, sistematicamente, as "descobertas" feitas no decorrer da psicoterapia. Uma série de explicações, de "teorias" sobre si mesma me foram oferecidas, a começar por um precipitado da história familiar.

O pai havia morrido quando ela era ainda jovem, e dele guardava as melhores lembranças. Diferentemente da mãe, era carinhoso e protetor e, na sua ausência, isto é, sem a sua mediação, o relacionamento com a mãe havia se tornado quase que insuportável. Esta, por sua vez, era descrita como uma figura muito "castradora", daí a explicação que atribuía ao seu temperamento tímido e inseguro.

Agora, depois de envelhecer, a mãe a "escravizava", apelando para pequenos problemas de saúde. Muito possessiva, enciumava-se e boicotava as suas relações mais íntimas. Isso lhe causava muita raiva, mas não era capaz de reagir à altura.

Não conseguia sair da casa materna, embora tivesse imenso desejo em ter a sua própria, porque temia que na sua ausência a mãe morresse, especialmente durante a noite.

Por outro lado, sentia que a sua "doença" (a voz) era subestimada pela mãe, que se utilizava do problema com o intuito de torná-la ainda mais dependente. Achava que piorava diante dela, assim como da família em geral, e esse lugar ocupado na dinâmica familiar justificava, a seu ver, sua extrema fragilidade, sua dificuldade em tomar decisões próprias.

Dizia ter "duas mães", a biológica e a irmã mais velha: a primeira imposta, a segunda escolhida. Isto porque a irmã, a quem muito amava, desde sempre a havia maternalizado. Entretanto, essa havia se mudado para outro estado após casar-se e, apesar do tempo decorrido desde então (em torno de 10 anos), ainda sentia muito a sua falta. Logo após a mudança, havia ido morar com a irmã e o cunhado por um período, após o qual retornou à casa materna (não se detecve nos motivos desse retorno, nesse relato inicial). Visitava-a com pouca freqüência, em função da longa distância geográfica, mas sentia-se muito ligada a ela, mantendo regularidade nos contatos telefônicos. Afirmou, sem entrar em detalhes, que andava muito preocupada ultimamente, pois percebia que a irmã "não estava feliz".

Com o irmão tinha um relacionamento distante, dizia que por serem ambos muito "fechados", praticamente não conversavam, faltava-lhes intimidade. Achava-o muito parecido com a mãe, particularmente em relação ao caráter autoritário e prepotente. Criticava-o quanto à forma rígida de educar os filhos, achava que, em função disso, os sobrinhos eram problemáticos.

No passado, a morte precoce do pai havia obrigado o irmão a ocupar esse lugar masculino entre "as mulheres da casa", e ela se ressentia das interferências dele na sua própria vida, especialmente no período em que começou a interessar-se pelo sexo oposto. O irmão reprimia os seus desejos de sair com os amigos, namorar, divertir-se. Segundo ela, parecia querer ser a única presença masculina na sua vida.

Há alguns anos, haviam se associado num empreendimento comercial, utilizando recursos financeiros da família. Essa sociedade tinha sido desfeita pouco tempo depois (novamente, não entrou em detalhes sobre os motivos). Atualmente, não mantinham qualquer vínculo profissional, apesar de trabalharem na mesma área, e haviam ambos, particularmente ele, prosperado bastante financeiramente.

Note-se que, se por um lado, a irmã era a "mãe boa", por outro, o irmão era o "pai mau", triangulação representada como o oposto da triangulação original.

Essas histórias familiares eram contadas com forte investimento sendo, pouco a pouco, entremeadas com a "listagem" de seus outros sintomas (crises de insônia, problemas gástricos) culminando naquele que considerava o pior depois do vocal: não conseguia escrever diante de ninguém, só o fazia no computador. Com isso, pude enfim compreender porque ela sempre trazia pronto o cheque com o qual me pagaria e, quando tinha alguma dúvida sobre o valor, pagava em dinheiro.

Dei-me conta, então, de que havia um outro código de comunicação – além do oral – cujo uso estava prejudicado. E isso se dava

FONOAUDIOLOGIA E PSICANÁLISE

de forma a sugerir uma analogia com o sintoma vocal: ao tentar escrever, na presença de alguém, a sua mão "travava". Contudo, na ausência do outro escrevia normalmente. Dizia, inclusive, gostar de registrar suas emoções por escrito e, para tal, tinha até uma espécie de "diário". A letra (como a voz) não apresentava alterações; diria que, do meu ponto de vista, era bela em termos estéticos. Nessa linha, é interessante comentar que, tempos depois, espontaneamente, ela tentou escrever na minha presença. Com muita tensão e esforço, grafou algumas palavras: trêmulas, como a voz.

Fiquei assim, inapelavelmente, diante do meu objeto: a *linguagem*, na dimensão de dois de seus códigos possíveis; isto é, o oral e o gráfico. E parecia ter sido lá – na fala e na escrita – o *lugar* em que os sintomas, provavelmente, tinham encontrado menor resistência para se manifestarem. E o fato deles manterem indiscutível relação com disfunções corporais não subtraía sua função psíquica.

Vou deter-me um pouco mais neste limite entre o somático e o psíquico, que até aqui foi teoricamente analisado do ponto de vista psicanalítico. Vejamos como essa questão é analisada a partir dos pressupostos da clínica fonoaudiológica tradicional, tomando como exemplo o sintoma vocal de minha cliente.

Consultando bibliografia atualizada a respeito das disfonias espásticas, aquela produzida pelos chamados *especialistas,* observa-se que o campo fonoaudiológico se assenta, fundamentalmente, em considerações de caráter *médico* para efeitos de diagnóstico, com vistas à elaboração de procedimentos específicos em termos terapêuticos.

Em artigo recente, Behlau e Pontes nos apresentam, cronologicamente, o que consideram como a *evolução* do conceito de disfonia espástica. Apontam que a primeira referência ao quadro foi feita em 1871, e que ele foi descrito como uma disfonia severa, associada a "ataques histéricos", ficando estabelecida uma *causa psicológica* para a sua ocorrência.

Em 1895, foi atribuída *causa orgânica* à doença. Estabeleceu-se, assim, o *paralelismo* entre o orgânico e o psicológico, ambos considerados como causas possíveis do sintoma, sendo que, até a década de 60, as referências à disfonia espástica como uma *conversão histérica* foram relativamente raras na literatura.

A partir de então, esse argumento intensificou-se pela gradativa integração desse sintoma a um quadro psiconeurótico, na medida

MARIA CLAUDIA CUNHA

em que "o comportamento "estranho" desses pacientes, além da emissão vocal, provocam nos ouvintes um efeito psicodinâmico de raiva e agressividade" (1995, pg.102).

Prosseguem os autores afirmando que, simultaneamente, depois dos anos 50, aparecem as pesquisas que sugerem a natureza neurológica dessa desordem a partir de achados eletroencefalográficos, e que, atualmente, após o aprofundamento desses estudos, acredita-se que ela seja de natureza *neuromuscular* - o que não implicaria na desconsideração de seus *aspectos psicodinâmicos*.

Assim, demonstram através de vastas referências bibliográficas como um sinuoso percurso, marcado pelas controvérsias a respeito da etiologia das disfonias espásticas - se psicológica *ou* se neurológica – desenrolou-se praticamente por um século.

Mas, após minuciosa descrição *quantitativa* de resultados clínicos, obtidos primordialmente através de pesquisas médicas de caráter neurológico, além de algumas no âmbito psiquiátrico, os autores defendem[5] que esse tipo de disfonia "é uma desordem supranuclear do movimento, afetando a função laríngea primariamente mas não exclusivamente, ou seja, uma <u>distonia</u> focal laríngea" (pg.113, grifo meu).

E explicitam que, de acordo com a "Dystonia Medical Research Foundation", dos Estados Unidos, uma distonia define-se como "uma desordem neurológica do processamento motor central caracterizada por movimentos involuntários anormais, espasmos incontroláveis, geralmente induzidos por atividade. Esses movimentos anormais podem ocorrer em qualquer parte do corpo, com grande variação de velocidade, amplitude, ritmo, torção, força e duração. Os sintomas são tarefa-dependente, ou seja, variam de acordo com o ato executado pelo paciente e geralmente agravam-se com movimentação voluntária, aumentando em estado de fadiga, estresse e emoções; os sintomas reduzem com relaxamento, hipnose e durante o sono" (pg.113:114).

Esclarecem também que o termo distonia *focal* indica que apenas um segmento do corpo está envolvido (no caso, a laringe), já

---

[5] Baseando-se na conceituação desenvolvida por um grupo de pesquisadores da Universidade do Texas, em Dallas - o "Dallas Center of Vocal Motor Control", publicada em 1989.

FONOAUDIOLOGIA E PSICANÁLISE

que, em tese, esse distúrbio pode afetar várias partes do corpo; o que caracterizaria a distonia multifocal.

Finalmente, concluem que a doença "não parece ser psicossomática, porém o estresse pode ter um papel importante, por vezes desencadeante em alguns pacientes", e que, além disso, "foi também observada depressão e ansiedade secundárias à doença, o que pode merecer intervenção psiquiátrica. Sendo assim, os componentes psicogênicos não devem ser negligenciados" (pg.115).

Talvez a quantidade de citações literais, das quais me utilizei nesses últimos parágrafos, possa ter se tornado excessiva ao leitor. Esclareço que o fiz não por abuso de rigor ou por impossibilidade de parafrasear esses conteúdos literais. O que estou tentando precisamente demonstrar é que o aspecto "psi" – ora referido como psicológico, ora como psiquiátrico, ora como psicodinâmico – aparece, em síntese, como circunstancial e periférico ao quadro. Contudo, sugere-se que ele não deve ser "negligenciado" apesar de não ter valor etiológico, na medida em que não "explica" a formação do sintoma por carecer de comprovação empírica, restrição à qual os fatores orgânicos não estão submetidos (muito pelo contrário).

Esse ponto de vista nos faz retroceder aos primórdios do surgimento da Psicanálise, uma teoria e uma prática que se introduzem a partir de uma *ruptura epistemológica* com a neurologia, a psiquiatria e a psicologia do século XIX. Lembremos, a propósito, que a Psicanálise é inaugurada por Freud através da descoberta do caráter simbólico dos sintomas, no caso, especificamente, dos sintomas histéricos de conversão – nos quais a energia psíquica é canalizada por via somática. E que, a partir daí, desenvolve-se a retórica do inconsciente.

Ora, se tomarmos o "psi" como *psiquiátrico,* faz sentido a questão das controvérsias históricas a respeito da etiologia das disfonias espásticas, e de resto de toda uma série de desordens, tradicionalmente chamadas de *psicogênicas* no discurso fonoaudiológico – a gagueira, a linguagem psicótica, alguns quadros de retardo de aquisição de linguagem, as afonias etc..

Mas, se esse "psi" for *psicanalítico* trata-se de uma polêmica inútil, não pertinente. Isso porque, de antemão, a noção de sintoma para a Medicina e para a Psicanálise difere e, em decorrência, dife-

MARIA CLAUDIA CUNHA

rem as respectivas formas de atuar frente a ele. Em outras palavras, as de Mezan: "a Medicina não tem, nem pode ter, a mesma atitude frente ao sintoma. Este é visto como um fator de perturbação da saúde, e atacar suas causas é tarefa do médico. Mas, para isso, não é preciso que o paciente faça mais do que seguir as prescrições recomendadas: ele não é tido como "sujeito" do seu mal, mas como "vítima" dele" (1993, pg.1).

Didaticamente, o autor ilustra a sua afirmação tomando como exemplo uma manifestação comum como a enxaqueca, dizendo que o fato de se saber que ela depende da constrição/dilatação dos vasos sangüíneos do cérebro ou da ingestão de certos alimentos, *não a faz doer menos, nem modifica o uso que alguém faz da sua suscetibilidade a ela.* E, também, nada impede que esta pessoa, ao mesmo tempo, consulte um neurologista para avaliar organicamente o seu mal, mas também um psicanalista, buscando aprimorar o seu auto conhecimento (o que pode incluir a descoberta dos sentidos psíquicos possíveis da enxaqueca, se for o caso).

Ainda a propósito dessa discussão entre o ponto de vista médico e o psicanalítico, e antes de retomar a perspectiva especificamente fonoaudiológica, introduzo algumas colocações de Clavreul. O autor esclarece que:

1. As atuações do médico e do psicanalista não se diferenciam pelo tipo de doentes a que se destinam; se fosse assim, a escolha entre um ou outro profissional seria algo como escolher entre um ou outro *especialista*, em função das características do sintoma apresentado. A diferença reside no fato de que o sujeito da psicanálise é o *paciente e* o da medicina é a *doença*.

2. O médico, ou mesmo o paciente, recorre ao psicanalista com a intenção de que este "descubra" causas psíquicas para sintomas que persistem, resistindo a diagnósticos e terapêuticas estritamente-somáticas. Instaura-se, assim, a dicotomia entre o psíquico e o somático, o que, na apreciação do autor, favorece a interação entre médicos apressados/demissionários e psicanalistas megalomaníacos.

3. Os sintomas das doenças mentais, freqüentemente, têm causas intraduzíveis no discurso médico. Por não te-

rem representação no real concebido pela Medicina, eles perdem o sentido. Daí é que, por exemplo, o médico muitas vezes diz a uma pessoa histérica que ela "não tem nada", já que inexistem causas orgânicas que justifiquem seus sintomas.

4. Outra diferença incide sobre a relação estabelecida com o paciente. Para a Medicina, ela deve ser de "confiança", contudo, partindo-se do princípio de que o saber está no médico e a ignorância, no paciente. Para o psicanalista importa compreender o que levou alguém a procurá-lo, e ele deve resistir a se constituir numa espécie de "mágico", tendo a clareza de que o seu saber é sobre o inconsciente – *um saber que não se sabe*.

Com essas ponderações, não estou desqualificando os critérios médicos, nem substituindo-os pelos psicanalíticos, supervalorizando os últimos. Por um lado, é preciso evitar o dogmatismo que, expresso por uma postura clínica rígida, encontra terreno fértil tanto na Medicina quanto na Psicanálise. Em outras palavras, diria que é necessário que se estabeleça algum grau de "transferência negativa" nas relações com conhecimentos interdisciplinares, isto é, uma certa desidealização.

Por outro lado, venho insistindo desde o início e, mais especificamente neste capítulo, que *considerar* o caráter simbólico dos sintomas na clínica fonoaudiológica não implica em *desconsiderar* a sua expressão orgânica, e vice-versa. Ocorre que, levar ou não em conta ambas as dimensões de um sintoma não garante, por si só, a compatibilidade das *intervenções terapêuticas* com uma ou outra posição.

Voltemos, então, ao caso clínico que está sendo analisado. Eu havia interrompido o meu relato no momento em que dizia que a minha cliente tinha "escolhido" a linguagem[6] (oral, e também gráfica) como lugar de escoamento de sintomas.

Isto posto, passei a buscar no tecido da sua história pessoal ele-

---

[6] Alguns poderão opor-se ao fato de um problema de voz estar sendo aqui considerado como um problema *de* linguagem. Aproveito para, de antemão, esclarecer que

MARIA CLAUDIA CUNHA

mentos que possibilitassem a *interpretação* desses sintomas, de forma a revelar a sua função psíquica. Ocupava-me, primordialmente, daqueles relativos à fala, como cabe a um processo terapêutico fonoaudiológico. Mas tendo a clareza, assentada na teoria psicanalítica, de que estava lidando com a tal "ponta do *iceberg*". As demais formações sintomáticas (a insônia, as disfunções gástricas, a escrita) também já tinham sido registradas pela minha escuta.

A atividade dialógica foi ocupando cada vez mais o tempo das sessões, e comecei a observar uma sutil diminuição dos sintomas vocais, na medida em que a cliente me contava suas histórias. Seus relatos, inicialmente, eram um tanto obsessivos – cronologicamente marcados, ricos em pequenos detalhes lógicos, pobres em colorido emocional, repetitivos na sua temática (as chantagens maternas preponderavam, a dificuldade com os eternos regimes de emagrecimento e o excesso de trabalho vinham a seguir).

Gradativamente, esses relatos foram se tornando, na sua aparência, mais "desorganizados". Às vezes, nos momentos iniciais da sessão, começava dizendo que ia falar "qualquer coisa" porque não tinha "pensado em nada" previamente, como de costume. Outras vezes, no decorrer da sessão, dizia algo e, demonstrando espanto diante das próprias palavras, comentava que não "sabia porque" havia acabado de dizer aquilo. Assim, as *associações livres* começaram a se delinear, e essa é uma apreciação tipicamente psicanalítica.

Mas quero introduzir outra, a meu ver, tipicamente fonoaudiológica. O que estava ocorrendo é que, juntas, começávamos a nos livrar da *literalidade* do código oral, a *polissemia* estava "autorizada". Além disto, os sentidos de seu discurso iam deixando de ser *prévios* – "pensados em casa" – para serem *construídos* ali, no nosso diálogo.

Não se tratava mais de simplesmente *trocar informações* sobre os fatos da vida cotidiana, instruções para a realização de exercícios, apreciações sobre a manifestação dos sintomas ou sobre a evolução do

---

não estou me referindo a alterações no *funcionamento* da linguagem, inclusive porque, como já foi dito, minha cliente não apresentava dificuldades (fato que, em tese, também poderia ocorrer) de elaboração discursiva. Refiro-me, mais especificamente, a alterações no *uso* da linguagem, expressas por sintomas que ocorrem na fala.

FONOAUDIOLOGIA E PSICANÁLISE

tratamento. Falávamos também sobre tudo isto, mas não exclusivamente. E nesta *interação* intensificou-se o vínculo terapêutico.

O sintoma vocal permanecia; entretanto, a essas alturas, um conteúdo interessante começou a surgir: ela passou a comentar, eventualmente, que começava a perceber que tinha muitos problemas "além daquele". Passou a colocar-se menos como "vítima" – dos atos maternos, da história familiar, do chefe exigente etc. – cobrando de si mesma atitudes mais "firmes" frente a essas situações. Foi um período em que as auto críticas eram freqüentes e, junto com elas, sua fala começava a manifestar *emoção* – um fato inédito.

Antes, parecia-me que os espasmos vocais eram a única forma de fazê-lo, além do riso que dava a impressão de ser uma estratégia para o relaxamento das cordas vocais (mais do que a expressão de um estado de humor). A entonação, monocórdia, ganhava amplitude. Dei-me conta que, apesar da manutenção do sintoma, ela começava a falar de uma forma *diferente*.

Junto com isso, já suportava o próprio silêncio, que geralmente se seguia ao relato de algo penoso ou mesmo sem motivo aparente. Suportava também, embora um tanto irritada, o meu (deliberado) silêncio. Mas era nessas circunstâncias que, geralmente, sugeria que fizéssemos os "exercícios". Contudo, parecia já estar se dando conta do caráter defensivo dessa atitude, chegando a comentar algo como "*é melhor* a gente ir fazer os exercícios".

O fortalecimento do vínculo terapêutico intensificava os efeitos da minha presença e, gradativamente, a *transferência* foi se estabelecendo. Ao introduzir esse conceito, essencial ao método clínico psicanalítico, é indispensável diferenciá-lo quanto à sua possível utilização no método clínico fonoaudiológico, para, desde logo, evitar controvérsias inócuas.

O manejo transferencial é uma *técnica* do método psicanalítico, e, classicamente, sabemos que "a transferência é o terreno em que se joga toda a problemática de um tratamento psicanalítico, pois são a sua instalação, as suas modalidades, a sua interpretação e a sua resolução que caracterizam este"[7] (grifo meu). Isso porque, nessa perspectiva, esse conceito define o processo pelo qual os

---

[7] LAPLANCHE e PONTALIS (1986), pg.669.

MARIA CLAUDIA CUNHA

desejos inconscientes se atualizam na relação analítica, através da repetição de *protótipos infantis* que passam a ser vividos pelo paciente com uma sensação de extrema atualidade.

Apesar do sentido preciso dessa noção na prática e no vocabulário psicanalíticos, nos *Estudos sobre a histeria,* Freud e Breuer já apontam um caráter um tanto "universal" para o fenômenos transferenciais, que é expresso na seguinte passagem: "além das motivações intelectuais que mobilizamos para superar a resistência, há um outro fator afetivo, a influência pessoal do médico, que raramente podemos dispensar, e em diversos casos só este último fator está em condições de eliminar a resistência. A situação aqui não é diferente da que se pode encontrar em qualquer setor da medicina, não havendo processo terapêutico sobre o qual possamos dizer que dispensa por completo a cooperação deste fator pessoal"[8] (grifos meus).

Evidentemente, isto não eqüivale a postular, de maneira equivocada, que o médico (e por extensão, qualquer outro terapeuta) realize, simultaneamente, além do seu trabalho específico, um trabalho de análise de seus clientes. Porém esse "fator de influência pessoal" necessita ser considerado, na totalidade dos processos terapêuticos, entre os quais, a meu ver, incluem-se os fonoaudiológicos.

No nosso campo, isto vem a se efetivar a partir da possibilidade de uma *apreensão* transferencial baseada no pressuposto de que as palavras contêm muito mais do que dizem. Assim, os lapsos, atos falhos, contenções, repetições que aparecem no discurso do cliente precisam ser compreendidos para além da literalidade.

Ora, se a linguagem é concebida como um trabalho simbólico de produção de sentidos, se resulta da atividade dialógica intersubjetiva, ela não pode ser tomada apenas na materialidade do código. Sendo assim, o terapeuta da linguagem não é um "outro qualquer"; ele deve ser um "outro intérprete" da linguagem do seu cliente e, como tal, dar-se conta das influências pessoais que, desse lugar, exerce sobre este.

A noção de transferência serve, então, para nos alertar para o fato de que a fala do paciente está submetida à instância do inconsciente,

---

[8] FREUD, S., 1896, *ESB,* vol. II, pg.276.

FONOAUDIOLOGIA E PSICANÁLISE

caso contrário não seremos capazes de perceber as atuações, e o *diálogo terapêutico* passará a equivaler a uma *conversa entre amigos*, que mutuamente se influenciam ao nível pessoal.[9] No caso de minha cliente, houve um episódio marcante em dado momento. Iniciada a sessão, ela, repentinamente, começou a inquirir-me sobre minha vida amorosa, queria saber se eu era casada ou não. Reagi perguntando sobre os motivos de seu interesse. Disse tratar-se de "mera curiosidade". Prossegui dizendo que importava que falássemos dela, não de mim, sugerindo que esse poderia ser um tema da nossa conversa, tema que, por sinal, jamais tinha sido abordado até então. Mudou de assunto.

Mas, nas sessões seguintes, começou a referir-se com freqüência à sua preocupação com a crise conjugal que estava sendo vivida pela irmã, a qual, por telefone, havia lhe confidenciado tal fato. Queria ir vê-la, estar mais próxima, mas compromissos profissionais a impediam de viajar naquele momento. Associei a isso a sua "curiosidade" a respeito do meu estado civil.

A certa altura, cada vez mais angustiada com o problema familiar, começou a fazer incisivas críticas ao cunhado atribuindo-lhe total responsabilidade pelo sofrimento da irmã. Tratava-se de uma suposição pessoal que, segundo ela, não se baseava em fatos; muito pelo contrário, já que a irmã insistia em "defendê-lo", exaltando suas qualidades como pai e como pessoa.

Começou, então, a criticar a irmã como uma "boba" que não "enxergava" os defeitos do marido, figura dissimulada, manipuladora, perversa. Chamava a minha atenção o sentimento de ódio que ela parecia dedicar-lhe.

---

[9] Ao enunciar essas idéias, imediatamente me ocorrem experiências vividas com meus alunos e supervisionandos. A falta de clareza teórica a respeito da possibilidade de ocorrência de fenômenos transferenciais/contratransferências na relação terapêutica é responsável, muitas vezes, por intensas angústias sofridas durante seus processos de formação como terapeutas. E isto se dá, a meu ver, pelos efeitos terapêuticos decorrentes de uma postura ingênua, tradicional na área, de que numa terapia de linguagem o que importa é "comunicar-se", trocar informações. Assim, como "falar" é o fundamental, isto também vale para contextos nos quais, se for o caso, "cada um fala de si mesmo".

Então, tentei que ela retomasse algumas histórias já contadas, nas quais se destacava o fato de que o cunhado, no passado, aparecia como alguém que lhe dedicava muito afeto, uma figura masculina que até havia sido associada à amada figura paterna protetora, acolhedora.

Fez-me uma primeira revelação, numa voz que nunca havia me parecido tão sintomática. Na época em que tinha ido morar com o casal, o cunhado, pessoa muito dotada intelectualmente, ofereceu-se para ajudá-la nas tarefas escolares, já que ela estava prestes a fazer o vestibular. Numa dessas ocasiões, quando estavam estudando juntos e sozinhos em casa, ele assediou-a sexualmente.

Ela reagiu negativamente, mas sem muita convicção. Na seqüência, essas situações se repetiram, agora com o seu relativo consentimento. Sentia-se, entretanto, extremamente culpada, um sentimento que se exacerbava diante do afeto e dos cuidados maternais que a irmã lhe dedicava. Até que, pouco tempo depois, resolveu voltar a morar com a mãe, apesar das insistências da irmã para que ficasse.

Desde então, esses contatos com o cunhado jamais haviam se repetido. Encontravam-se em situações familiares e tudo parecia ter voltado ao normal, apesar dela nunca mais ter se sentido totalmente à vontade com ele. Também nunca tinham comentado sobre os fatos vividos no passado.

Terminado esse relato, bastante emocionado, silenciou. Depois – e a voz já estava bem melhor – comentou sobre o alívio que estava sentindo por ter podido compartilhar, pela primeira vez, esse "segredo" com alguém. Busquei acolhê-la, pontuando que esse alívio talvez fosse semelhante a suavizar, um pouco, os efeitos daquela tal "mão" que lhe apertava a garganta.

Algumas sessões após, chegou dizendo que queria "completar aquela história". Anos mais tarde, havia recebido um pedido da irmã para que fosse vê-la "urgentemente"; chegando lá, entenderia os motivos de tal solicitação, pois os mesmos não poderiam ser explicados à distância. Resolveu atendê-la.

Quando se encontraram, a irmã revelou-lhe que suspeitava estar sendo traída pelo marido. Pediu-lhe, então, que guardasse o seguinte "segredo" *que jamais deveria ser revelado a ninguém*: caso ela (irmã) viesse a morrer teria sido por essa razão. Atônita, não tinha conseguido compreender, e nem mesmo perguntar à irmã, como se daria essa morte. Regressou para casa atormentada com várias fantasias: ela temia ser assassinada pelo marido? Cometeria suicídio? Adoeceria fatalmente?

Muito bem, agora o "segredo" havia sido revelado para mim – outro alívio. Perguntei-lhe se ainda temia pela ocorrência do fato, disse-me que não mais, pois achava que a atitude da irmã tinha sido semelhante às "chantagens" da mãe, mas que havia sido perseguida por essa idéia ao longo de anos.

Nas sessões seguintes, começou a manifestar o desejo de procurar a irmã e retomar o assunto com ela, afirmando que, talvez, isso estivesse acontecendo por ter podido relembrar desses acontecimentos na terapia. Tudo isso ocorrendo, e eu notava que o sintoma permanecia, mas só que agora começava a irritá-la. Já não tinha tanta disponibilidade para "domá-lo" com os exercícios; o alívio que eles anteriormente lhe traziam parecia ter se tornado insuficiente.

Algumas sessões após, chegou visivelmente agitada. Ia me contar o "pedaço final" da história. Havia, enfim, se lembrado da *primeira ocorrência* do sintoma.

Pouco tempo depois de ter voltado do tal encontro dramático com a irmã, essa lhe telefonou. Falaram sobre assuntos banais, cotidianos mas, já durante o telefonema, a voz tinha começado a "falhar" e, desde então, o problema se instaurou. "Fizemos as contas": 10 anos haviam se passado, o tempo que, já no nosso primeiro contato, ela estimava como sendo o período do seu sofrimento.

Comentei, então, que "perder a voz" talvez tivesse sido a forma encontrada para denunciar o segredo familiar. E que, provavelmente, o fato da primeira manifestação ter se dado naquele telefonema estava relacionado à tensão gerada pela fantasia de que a irmã pudesse ter descoberto que ela própria havia sido objeto de traição conjugal – poderia, inclusive, ter ligado para falar sobre isto. Não demonstrou qualquer resistência frente às minhas colocações.

Saliento que essa minha intervenção remete a outro conceito fundamental para a compreensão da noção psicanalítica de sintoma: trata-se da *formação de compromisso*. Quando falo que "perder a voz"

MARIA CLAUDIA CUNHA

pode ter sido uma eficiente solução, estou me baseando teoricamente nesta noção, enunciada por Freud, em 1896, em *Novos comentários sobre as psiconeuroses de defesa*. [10]

Mais uma vez, recorro a um verbete da Laplanche e Pontalis para subsidiar a minha argumentação. A "formação de compromisso constitui-se na forma que o recalcado vai buscar para ser admitido no consciente, retornando no sintoma, no sonho e, mais geralmente, em qualquer produção do inconsciente: as representações recalcadas são então deformadas pela defesa ao ponto de serem irreconhecíveis. Na mesma formação pode assim satisfazer-se – num mesmo compromisso – simultaneamente o desejo inconsciente e as exigências defensivas" (1986, pg. 257).

O sintoma vocal começou a ceder, mas menos do que eu supunha. A sua expressão também se modificou um pouco: os episódios espásticos eram menos freqüentes e menos rápidos, sendo que essa última característica favorecia a abordagem técnica. Agora, já durante a fala espástica, ela tentava adequar a coordenação pneumo-fono-articulatória e, eventualmente, interrompia seu discurso para buscar uma ressonância vocal mais superior. Nem sempre obtinha sucesso com essas estratégias, mas, muitas vezes, conseguia recuperar a voz adequadamente. Passei a pontuar, com efeito sobre as defesas, que esses eram os momentos em que não havia uma *cisão* entre ela e a própria voz, uma das nossas metas terapêuticas iniciais.

Mas vamos nos recordar que havia um outro sintoma, o qual se expressava pela impossibilidade que minha cliente possuía para escrever diante de alguém.

Desencadeado o processo dessas lembranças carregadas de afeto, uma outra brotou, agora protagonizada pelo irmão. O problema com a escrita havia sido posterior ao vocal, o que, nas palavras da minha cliente a essas alturas do tratamento, deu-lhe a sensação de que estava ficando cada vez "mais louca". E é interessante notar aqui uma mudança no seu discurso: não mais se referia, como antes, à sua "doença" (no sentido orgânico) mas à sua "loucura".

---

[10] FREUD, S., 1896, *ESB*, vol. III.

FONOAUDIOLOGIA E PSICANÁLISE

Pois bem, ela começou a recordar-se de um outro acontecimento familiar, a seu ver grave, embora não tão penoso quanto o anterior: tratava-se da falência do empreendimento comercial que mantinha com o irmão. Dizia que o fato em si – terem falido – não foi considerado surpreendente: os negócios iam mal já há algum tempo, estavam insatisfeitos com o ramo em que atuavam, etc.

Entretanto, o irmão, com seu caráter autoritário, centralizava demais as decisões administrativas e financeiras, de tal forma que ela não tinha a real dimensão dos acontecimentos. Por outro lado, ainda em função de seu temperamento, negava-se a expor-se nas suas dificuldades e limitações. Sendo assim, de alguma maneira, ela afirmava ter sido surpreendida pela concretização da falência.

Mas a questão tinha uma outra faceta. O problema havia culminado nas vésperas do Natal, época que, no entender do irmão, não combinava com "notícias tristes". Sendo assim, agora, ele lhe pediu que guardasse mais um "segredo": ela não revelaria a situação para a família, especialmente para a mãe, até que ele a autorizasse.

No momento em que me relatou esses fatos, já era capaz de identificar a repetição: novamente foi preciso calar-se, conter-se. E, ao mesmo tempo em que tentava elaborar o porquê dos dois irmãos (lembrem-se, o "pai mal" e a "mãe boa") terem exigido a sua cumplicidade, a sua fidelidade, localizou o surgimento do sintoma na escrita.

"Em segredo", havia tido que *assinar* uma série de documentos burocráticos relativos ao encerramento do negócio. Ocorre que, dessa vez, a família demonstrava suspeitar do que estava acontecendo e, como o irmão se negasse a comentar o fato, a pressão começou a ser exercida sobre ela, particularmente pela mãe, que insistia em contestar as suas explicações. De novo a conta, no "túnel do tempo": isso tudo coincidia com a impossibilidade de escrever em público, que iniciou-se com a tentativa em assinar um cheque.

Chego aqui a um ponto essencial na análise desse caso, e ele se refere à *cura* dos sintomas. Voltemos, para isto, à idéia da *máscara* sintomática cuja missão é proteger o indivíduo do seu próprio desejo.

MARIA CLAUDIA CUNHA

Minha cliente não estava curada de seus sintomas quando o tratamento fonoaudiológico foi interrompido, mas mantinha com eles um outro tipo de relação, a saber, agora, *conscientemente*, compreendia melhor a sua doença. Ocorre que permanecia tendo uma *inconsciência* dessa doença.

Sem dúvida, houve uma redução quantitativa dos sintomas e, o que é mais importante: houve uma redução qualitativa do sofrimento psíquico. Entre outros ganhos terapêuticos, conseguiu realizar um desejo antigo: ter a sua própria casa, espaço que, simbolicamente, muito contribuiu para a retomada de seu processo de *identificação*. [11]

No caso dessa paciente, acreditei que um processo de análise poderia lhe servir para dar continuidade a essa nova forma de lidar com seu sintoma, antes considerado estritamente como um sintoma *da fala*. Não sei se ela escolheu esse caminho entre outros possíveis. Afinal, não considero que a terapia fonoaudiológica tenha se reduzido a uma espécie de "pré análise".

Mas a sugestão que lhe fiz foi baseada na idéia de que um processo analítico possibilita ao indivíduo livrar-se de *algumas das mutilações emocionais que sua história lhe impôs* (Mezan,1993). Indo além, a teoria psicanalítica nos mostra que os sintomas neuróticos resultam da tentativa do indivíduo em superar um conflito que impede a satisfação da libido. Sendo assim, para lidar com as repressões é necessário que se entre em contato com atividades e experiências da sexualidade infantil e com as relações objetais. Não vou deter-me nesse aspecto, pois ele extrapola os objetivos deste trabalho, mas afirmo que o material clínico relativo a esse caso revelou a existência de conflitos dessa ordem.

Sabemos, entretanto, que cada vez mais aprimora-se a tecnologia médica para lidar com as disfonias espásticas. O fracasso dos processos terapêuticos nesses casos abriu espaço para o aparecimento de tratamentos cirúrgicos e medicamentosos para o alívio

---

[11] Conceito fundamental na obra freudiana que, em última instância, refere-se à operação pela qual o indivíduo se constitui. Evolui da fórmula do complexo de Édipo, no qual uma trama de identificações se estabelece com as figuras materna e paterna, objetos da ambivalência entre amor e rivalidade, em termos da relação entre essas identificações e as outras instâncias derivadas do id.

FONOAUDIOLOGIA E PSICANÁLISE

dos espasmos, a saber: secção do nervo laríngeo recorrente, bloqueios anestésicos de diversas regiões da laringe, o encurtamento das cordas vocais através das tireoplastias e, mais recentemente, a injeção de toxina botulínica nas cordas. Pesquisas demonstram que nenhum desses procedimentos atingiu plena eficácia e que, por outro lado, têm contra-indicações e/ou provocam mutilações orgânicas. Os estudos prosseguem, e negar a sua relevância seria, no mínimo, uma atitude pouco científica.

Mas se nesses casos as *mutilações orgânicas* podem se tornar necessárias, está aí um excelente motivo para que os fonoaudiólogos invistam no conhecimento a respeito das *mutilações emocionais* que as antecederam e que, muito provavelmente, as sucederão.

No próximo capítulo, veremos como a *linguagem* é ferramenta indispensável para essa tarefa em todos os quadros clínicos em que seus sintomas se manifestam, tanto na presença quanto na ausência de disfunções orgânicas.

Capítulo IV

Linguagem, Psicanálise e Fonoaudiologia

a cura pela e da fala

"Dádi múta códinha". Isto é : *"Eu estava com muita saudade da Claudinha".*

No primeiro enunciado é possível observar as seguintes alterações: no nível fonológico ocorre uma redução vocabular (saudade = "dáde"), no nível fonêmico temos omissões e substituições (muita /múyta/ = [múta], Claudinha /klawdínha/ = [kodínha]), no nível morfo-sintático notam-se as omissões de sujeito e verbo ("eu estava") e a inversão (muita saudade = "dáde múta").

Apesar desses desvios formais quanto ao código oral, facilmente detectáveis por "ouvidos" fonoaudiológicos, observa-se que o nível semântico da frase está preservado (ela – minha cliente – estava com saudades de mim). Entretanto, é comum classificar-se essas falas dos pacientes como *ininteligíveis*, parcial ou totalmente.

Retomando a discussão introduzida no capítulo I, podemos afirmar que esse tipo de análise, baseada numa concepção formalista de linguagem, é típica da clínica fonoaudiológica tradicional. Dessa abordagem decorrem, naturalmente, estratégias terapêuticas que visam levar o cliente a utilizar corretamente as normas do código oral. O fato desses desvios prejudicarem – em menor ou maior grau – o sentido do enunciado é considerado, mas não priorizado. E isso se deve à adoção do pressuposto de que, para que haja *comunicação* efetiva, falante e ouvinte devem

FONOAUDIOLOGIA E PSICANÁLISE

compartilhar um mesmo código, respeitando-lhe as regras de constituição.

Entretanto, o que considerei anteriormente como o *deslizamento* de uma concepção de linguagem dessa natureza para aquela na qual o *discurso* é tomado como unidade de análise, tem operado transformações significativas no método clínico fonoaudiológico. A noção de *diálogo*, condição essencial para as produções discursivas, passou a ser alternativa à de *comunicação*. Sendo assim, mesmo considerando que o discurso supõe um *sistema significante*, responsável por suas características formais, introduz-se uma maneira muito particular de pensar a linguagem: aquela que trata de seu *funcionamento*. Isso equivale a considerar a relação desse sistema com a produção dos *sentidos*, que nem são fixados *a priori* (como se já estivessem "atrelados" às palavras) nem podem ser "quaisquer" (posto que constituídos em/por sujeitos particulares em contextos dialógicos específicos).

Disso resulta que a análise da linguagem desloca seu foco da *literalidade* para a *polissemia*, o que vem possibilitando que, nos processos terapêuticos fonoaudiológicos, os procedimentos *metalingüísticos* (o "falar sobre a língua") sejam substituídos pela *atividade dialógica*, na qual a língua é posta em funcionamento com vistas à construção/reconstrução do discurso.

Tomando o exemplo inicialmente citado, nessa nova perspectiva, diríamos que a possível adequação formal daquele enunciado "imperfeito" resultaria de seus *efeitos de sentido* mais do que da aprendizagem de regras lingüísticas. Em outras palavras, caberia ao fonoaudiólogo tomar o seu cliente numa ordem discursiva ao invés de tentar "ensiná-lo a falar direito". Assim, uma relação terapêutica entre *locutores* passaria a imperar sobre aquela entre mestre e aprendiz.

Para enfatizar a viabilidade clínica desse argumento, explicito que *"Dáde múta códinha"* tem a filiação discursiva que se segue. Após um período de férias, minha cliente retorna, e eu a recebo dizendo algo como *Tudo bem? Eu estava com saudades de você!*. Numa sessão posterior, ela chega e me diz *" dáde"*. Não compreendo imediatamente o sentido de sua fala mas a mãe intervém com a sua interpretação, me "explicando" que ela "está dizendo" que sentiu saudades de mim. Nosso diálogo prossegue, o

82

MARIA CLAUDIA CUNHA

tema é a saudade/a falta. Mais adiante, nessa conversa, aparece o *"dáde múta"* (saudade muita).

Outra vertente: minha cliente sempre referia-se a si mesma pelo apelido, dupla repetição da primeira sílaba de seu nome. Era também chamada dessa forma pelas pessoas em geral, inclusive por mim. Houve, então, uma época em que passamos a "brincar" com o seu nome, isto é, a *brincar com a linguagem* – e nos divertíamos com isso. Uma dessas brincadeiras, além das de rimas e duplicações de outras sílabas, era dizê-lo no diminutivo; e a "graça" estava no fato de que o nome resultava muito longo. Repentinamente, passou a me chamar de *"Códinha"* (Claudinha), sendo que, até então, jamais havia "me nomeado". Aparece, assim, o *"dáde múta códinha"*, em contextos sempre compatíveis: ao chegar, ao despedir-se, após férias e feriados. Esse enunciado também aparecia, eventualmente, depois de uma ida sua ao banheiro durante a sessão ou em brincadeiras de "esconde-esconde".

Também passei a notar a sua ocorrência formalmente modificada: *"dáde múta bola"* (ao propor-me jogar bola), e depois para uma série de outras referências (*"casinha"*, *"múca dagavô"* = música no gravador). Ora, diriam os formalistas, há uma falha lexical: não se sente "saudades" de objetos. Ela sentia: ao desejá-los, notar-lhes a falta. E era nesse *sentido* que usava a palavra "saudade".

Certa vez, na sala de espera do consultório, conheceu alguém com quem se encantou e de quem mereceu grande atenção. Na sessão seguinte, referindo-se a esse encontro e querendo saber notícias da tal pessoa, me disse: *"dáde fulana"*. Dialogamos a respeito e, ao final, ela concluiu *"bézu múto fulana, dáde"* ("beijo muito fulana, saudade"). Queria que eu mandasse um beijo para fulana e lhe dissesse que ela sentia saudades? Acenou que sim.

A essas alturas, suponho que o leitor já deva estar se perguntando sobre quais as características desta cliente, talvez especialmente sobre a sua idade. Suponho também que, caso se tratasse de uma criança pequena, os exemplos citados lhe pareceriam compatíveis com fases iniciais do processo de aquisição de linguagem.

Entretanto, estou me referindo a uma adolescente, cuja história será relatada no decorrer deste capítulo. Esclareço, de início, tratar-se de um caso diagnosticado, previamente ao início do atendimento fonoaudiológico, como um quadro psicótico asso-

FONOAUDIOLOGIA E PSICANÁLISE

ciado a um retardo mental. Exames médicos apontavam para a ausência tanto de lesões no sistema nervoso central quanto de alterações genéticas.

A análise desse material clínico ilustrará o tema central deste capítulo, a saber, a reflexão a respeito do ponto nodal da articulação entre os campos fonoaudiológico e psicanalítico: a *linguagem*. E essa questão permeia todas as seções anteriores, na medida em que me pareceu necessário "prefaciá-la" antes de focalizá-la estritamente. Retomando, de forma breve, as colocações já apresentadas, reafirmo que foi preciso operarem-se deslizamentos – indissociáveis da progressão dos estudos lingüísticos – nas concepções de linguagem adotadas no campo fonoaudiológico, de tal forma que, epistemologicamente, a discussão que se segue tivesse pertinência.

A esse movimento, soma-se a adoção da própria linguagem - e não mais de patologias – como *objeto* do conhecimento fonoaudiológico, além da revisão do conceito de *sintoma* – de forma a considerar além de suas manifestações aparentes, também os seus conteúdos latentes. E assim, revelou-se a necessidade de que uma concepção de *psiquismo* fosse uma referência teórica claramente explicitada pelo método clínico fonoaudiológico.

Aqui, essa concepção é aquela que nos oferece a Psicanálise, basicamente porque considero ser esse um campo de conhecimento que subverte a noção cartesiana de *sujeito* – na qual a certeza do ser é dada pela consciência do pensamento.

Nessa perspectiva, através da introdução do *inconsciente*, cuja via régia de acesso é a linguagem, é possível assumir que o psiquismo imprime suas marcas nas *formas* do discurso, o que implica a impossibilidade de que um significante tenha, irremediavelmente, um único significado. E somos levados, assim, a rever a noção de *erros* de fala.

A repercussão disso no campo fonoaudiológico é tanto óbvia quanto fundamental: sempre existirá *algum sentido* nos ditos dos nossos clientes, mesmo quando eles forem, aparentemente, mal ditos.

Sabemos que a noção de cura *pela* fala é intrínseca ao método clínico psicanalítico, enquanto possibilidade de resolução de conflitos psíquicos – o foco dos processos de análise. Mas, a meu ver, é possível a cura *da* fala – foco da terapia fonoaudiológica – porque, mesmo quando a linguagem é o lugar do *sintoma*, ela

84

MARIA CLAUDIA CUNHA

também permanece sendo o lugar da sua resolução, e é nesse sentido que curar a/pela fala não eqüivaleria simplesmente a "ensinar a falar" corretamente.

Pensemos, no limite, no caso de surdos não oralizados que, como é comum referir-se na área, "resistem a aprender a falar". A o que será que eles, de singulares maneiras, "resistem"? A executar determinados movimentos articulatórios, para os quais estariam anatômica e funcionalmente aptos? A aproveitar seus resíduos auditivos, o que se constitui numa possibilidade regida pela percepção? Mais: e por que, ao contrário, outros tantos "não resistem", em condições patológicas semelhantes, e "aprendem"? Essas indagações não podem ser suficientemente esclarecidas somente a partir de critérios somáticos e/ou lingüísticos.

Do ponto de vista psicolingüístico, numa perspectiva não inatista de aquisição de linguagem, seria importante investigar se nesses casos a surdez é ou não congênita. Mas a resposta – se sim ou se não – não excluiria a necessidade de uma avaliação a respeito das condições interacionais sob as quais se deu o processo de aquisição (ou não) da linguagem oral do sujeito. Com certeza, a capacidade de ouvir favorece, desde o momento do nascimento, que a criança possa estabelecer alguma forma de diálogo com o adulto, que, através da fala, lhe oferece a possibilidade de precocemente já começar a operar de forma simbólica.

Mas constatamos empiricamente na clínica que, mesmo nos casos de surdez congênita, e profunda, a oralidade pode vir a se dar apesar de suas aparentes variações qualitativas. Evidentemente que, para isso, concorrem intervenções clínicas, entre as quais se destacam os processos terapêuticos fonoaudiológicos, a adaptação a aparelhos de amplificação sonora, o acompanhamento otorrinolaringológico, as condições sócio-econômicas, a dinâmica familiar etc.

Quero assim enfatizar que, apesar dos critérios lingüísticos e somáticos serem absolutamente indispensáveis, eles não são suficientes para que se compreenda porque alguns surdos falam e outros não. E essa indagação pode ser ampliada para a totalidade dos casos em que existem sintomas incidindo na linguagem.

Voltemos à Psicanálise, sem qualquer pretensão a um "xeque-mate", e sim para introduzir mais um critério da análise.

FONOAUDIOLOGIA E PSICANÁLISE

Os escritos freudianos não formulam uma teoria de linguagem mas nos possibilitam compreender a relação entre linguagem e psiquismo. Destaco, inicialmente, o conceito de *representação*,[1] indissociável da noção de *simbólico* que, para Freud, é definida como a complexa rede de conexões entre os símbolos manifestos nas variadas produções do inconsciente e aquilo que eles representam.

Nessa perspectiva, a possibilidade de simbolizar revela-se no bebê já através de suas primeiras manifestações pré verbais (choro, sorrisos, apetite, gritos, olhares), como uma forma de apelar pela presença da mãe. Dito de outra maneira: o símbolo surge para representar a experiência da *falta*, daí a importância fundamental do outro – que escuta e atribui sentido a essas manifestações – como condição para a existência das futuras *representações verbais*.

Para melhor compreender esse processo, desde a sua origem ancestral, é preciso destacar e articular, [2] essencialmente, as idéias contidas em três textos freudianos: *Formulações sobre os dois princípios do funcionamento mental* (1911), *Além do princípio do prazer* (1920) e *O Ego e o Id – parte I* (1923). Essa teoria será introduzida, mais uma vez, de forma "encarnada", através do material clínico relativo àquela cliente à qual já me referi anteriormente, e que me foi encaminhada porque "falava pouco e dizia coisas sem sentido".

A partir dessa referência teórica, sabemos que os primeiros contatos do bebê com o mundo externo se dão através da *sensação*. E o funcionamento de seu aparelho psíquico inicialmente organiza-se, do ponto de vista *tópico*, pelo *processo primário*, que caracteriza o sistema *inconsciente*. A esse processo correlaciona-se, do ponto de vista *econômico*, o *princípio do prazer*, aquele que rege uma atividade psíquica particular: aquela cuja meta é proporcionar o prazer e evitar o desprazer.

---

[1] Mais adiante me deterei na importante distinção entre *representação de palavra* e *representação de coisa*, que tem sua origem nos estudos de FREUD sobre as afasias.
[2] E para tal, vou recorrer também à precisa sistematização feita por TASSINARI, M. I. (1995), num trabalho que aborda - de forma pioneira no campo fonoaudiológico - as relações entre teoria psicanalítica, linguagem e relação terapêutica.

MARIA CLAUDIA CUNHA

A ilustração clássica desse tipo de funcionamento aparece na fome, que faz parte da categoria das *pulsões de autoconservação*, na qual, além da nutrição, se incluem outras – micção, defecação, atividade muscular etc. Essas pulsões referem-se às necessidades ligadas à conservação da vida, em termos de funções corporais essenciais para tal, e opõem-se às *pulsões sexuais*.

Entretanto, as últimas apoiam-se nas primeiras, já que é possível afirmar, permanecendo com o exemplo da fome, que o prazer da obtenção do alimento associa-se, desde os seus primórdios, com a satisfação erógena da zona oral. Isso porque as pulsões sexuais – no sentido unificado da genitalidade – originam-se da sua fragmentação em *pulsões parciais*, cuja satisfação é localizada em determinados órgãos. Importa salientar, a partir desse dualismo pulsional, que o conflito que possa vir a se estabelecer entre elas é lugar privilegiado para a formação de *sintomas*.

Pois bem, ao sentir fome, o bebê tenta, inicialmente, satisfazer-se utilizando seus próprios recursos – sugando o dedo, por exemplo. Mas logo percebe que isso não possibilitará o alívio dessa *tensão* interna. Daí chora, grita, apelando pela presença do outro, de forma a livrar-se desse desprazer.

É esse movimento que o impele para o mundo externo, introduzindo o *princípio da realidade*, que passa então a regular o funcionamento mental, desviando/adiando a satisfação – na medida em que opera levando em conta as *condições externas* – e sobrepondo-se/ modificando o princípio do prazer, com o qual, entretanto, deverá formar "par constante".

Assim, novamente articulando as dimensões econômica e tópica do aparelho psíquico, temos que o princípio da realidade correlaciona-se com o *processo secundário*, aquele que caracteriza os sistemas *préconsciente e consciente*. E é do estabelecimento de ambos, princípio e processo, que enfim emerge a habilidade humana de *pensar*.

É preciso, neste momento, recolocar a afirmação que demandou todas essas considerações a respeito do funcionamento psíquico. Trata-se da idéia de que *a existência do outro é condição para a existência das representações verbais*. Disponho, agora, de elementos mais consistentes para desenvolver essa noção, essencial para o entendimento do que podemos inferir como sendo o ponto de vista psicanalítico sobre a aquisição da linguagem.

FONOAUDIOLOGIA E PSICANÁLISE

Após dar-se conta de que não só o prazer, mas também o real, se apresenta à mente, é que o indivíduo, como eu dizia, começa a pensar *sobre a realidade*. E essa é uma possibilidade indissociável das capacidades de *atenção* e *memória*, além de qualidade essencial para o desenvolvimento da linguagem. A metapsicologia freudiana sinaliza que a dimensão da *consciência* é dada ao pensamento somente quando vincula-se a representações verbais. E aí podemos, novamente, nos referir aos efeitos do processo secundário na organização do aparelho psíquico.

Assim é que *os conteúdos inconscientes ascendem à consciência através da linguagem*, o que revela uma espécie da "harmonia possível" (para evitar a problemática noção de normalidade) entre o funcionamento do psiquismo e o da linguagem.

Mas isso não implica desconsiderar que esses mesmos conteúdos também possam "valer-se" da linguagem para serem dissimulados ou, no limite, silenciados. E aí encontramos um outro tipo de relação entre psiquismo e linguagem, aquele em que são produzidos os *sintomas*.

Contudo, como nos aponta Forrester, é preciso relembrar que a teoria freudiana estabelece uma ambigüidade fundamental no trato dessa questão. A saber: por um lado, "os sintomas são estruturados como uma linguagem - no sentido de que são somente compreensíveis quando 'lidos' como uma expressão oculta e distorcida do pensamento, cuja tradução em palavras permite-lhes tomar parte na cadeia dos acontecimentos que constituem a experiência do sujeito" (pg.159). Mas, por outro, um meio pelo qual esses sintomas podem ser "curados" consiste em encontrar a sua tradução em *linguagem falada*.

O autor prossegue alertando para o fato de que é preciso considerar que se tratam, então, de *duas* linguagens: a do sintoma e a da cura. Sugere, inclusive, que talvez a relevância da Psicanálise se apresente precisamente pelo fato do sintoma não ser uma *linguagem falada*. Conclui ser essa *relação* que se estabelece entre sintoma e fala, o que possibilita que o analisando possa vir a verbalizar suas recordações recalcadas, fundamento da *cura pela fala*. A partir dessas colocações, sugiro a seguinte questão: como articular, na teoria e na prática, a noção psicanalítica de *sintoma como linguagem* com a noção fonoaudiológica de *sintoma na fala*,

MARIA CLAUDIA CUNHA

considerando que tal reflexão parece-me permeada, inevitavelmente, pela polêmica noção clínica de *cura*?

Podemos pensar que, se as verbalizações são tomadas como um meio de *tradução* dos sintomas psíquicos, a presença de sintomas *na* fala pode vir a constituir-se num elemento perturbador do método clínico psicanalítico, particularmente quanto à técnica psicanalítica. Isto porque este elemento tenderá a dificultar, ou eventualmente impossibilitar, o binômio *associações livres-atenção flutuante*.

Podemos tomar como exemplo a *fala distorcida* do surdo, a *ausência de fala* na criança portadora de um retardo de aquisição de linguagem, os *bloqueios* do gago e os *silêncios* psicóticos. É comum que, no contexto da interdisciplinariedade clínica, esses indivíduos sejam considerados como *não analisáveis*, a despeito da constatação do caráter pulsional de seus sintomas, embora essa afirmação não possa ser generalizada para todas as "escolas" psicanalíticas. [3]

Entretanto, a clínica fonoaudiológica é aquela que se propõe a atender a demanda de indivíduos que lhe são encaminhados com queixas dessa natureza, entre outras. Mas parece-me que essa continência consegue ser mantida exatamente pela desconsideração desse caráter pulsional dos sintomas. Assim, a tendência é a de que a fronteira entre o somático e o psíquico seja apagada pela noção de *determinação biológica*, de forma a viabilizar a intervenção terapêutica pela redução do sujeito a um corpo. Nessa perspectiva, a linguagem, não somente quanto à oralidade mas também nas sua várias possibilidades de manifestação, perde a sua qualidade de *representar*, passando a ser apenas *vista* e *ouvida*.

---

[3] É importante destacar o *brincar* infantil também como uma linguagem que ocupa um lugar essencial para a interpretação dos sintomas. Neste sentido, podemos evocar a "invenção" de Melanie Klein: a técnica de análise de crianças através do brincar - uma técnica que influenciou a teoria psicanalítica, refletindo-se no método de trabalho analítico com adultos. Embora sem aprofundar teoricamente essa vertente, considero ser essa uma referência necessária, no sentido de tomar a precaução de não reiterar o equívoco contra o qual argumento. A saber: o de materializar o psiquismo no corpo, no caso, essencialmente na fala. Contudo, permanecerá aqui em vigor o princípio de que, em Psicanálise, os meios terapêuticos são verbais.

FONOAUDIOLOGIA E PSICANÁLISE

E disso resultam as indissociáveis questões: *o que* o fonoaudiólogo se dispõe a "curar"? *De que* o cliente deseja "curar-se"? Partindo do pressuposto de que as respostas para essas perguntas na clínica fonoaudiológica tradicional são, respectivamente, *a* fala e *da* fala, o relato do caso que se segue coloca em questão esse próprio pressuposto. Com isto, é bom que se esclareça, não pretendo desqualificá-lo, mas ampliá-lo.

Inicialmente, vou me referir à história dos primeiros anos de vida dessa criança, de forma a destacar as experiências que, a meu ver, marcaram decisivamente o funcionamento de seu aparelho psíquico. A seguir, passo a relatar a evolução do processo terapêutico, com ênfase na questão da linguagem, tanto em relação aos *sintomas* aí manifestos quanto à função da fala como mediadora da *relação terapêutica*. Assim, enuncio o argumento de que perturbações na linguagem são indissociáveis de perturbações mentais.

Minha cliente, precocemente, "desafiou" o mundo externo com aquele que parece ter sido considerado como o seu *primeiro sintoma*: vomitava após ingerir qualquer alimento, desde os primeiros meses de vida até por volta dos nove anos de idade.

Embora fosse considerada desde o nascimento como um bebê "estranho", pois, segundo o relato da mãe, "não chorava e pouco se movia", os exames médicos não detectavam qualquer patologia orgânica congênita ou peri natal.

Dada a insistência do sintoma (o vômito), a investigação médica intensificou-se centrada no funcionamento do aparelho digestivo, até que fosse formulada uma primeira hipótese diagnóstica. Concluiu-se que ela era portadora de uma "doença muscular degenerativa", responsável pelo aparecimento de *hérnias* em diferentes regiões corporais.

Assim, foi submetida a uma série de cirurgias: no umbigo aos quatro meses, inguinais aos dois anos, do esôfago aos cinco, do piloro (orifício de comunicação entre o estômago e o duodeno) aos seis e, mais uma vez do esôfago, aos nove.

Ainda segundo o relato da mãe, depois de realizada a primeira intervenção no esôfago, o sintoma modificou-se um pouco: os vômitos permaneciam mas, então, não mais continham sangue.

90

MARIA CLAUDIA CUNHA

Daí em diante, as crises não desapareceram mas foram se espaçando um pouco, na medida em que iam sendo realizadas as cirurgias subseqüentes.

A descoberta de que "o problema era no esôfago" foi, do ponto de vista familiar, retardada pela ineficiência dos procedimentos médicos que vinham sendo utilizados. Foi necessária a intervenção de clínicos estrangeiros para que fosse, enfim, realizado o diagnóstico adequado, e, desde então, o tratamento permaneceu sendo conduzido por esses profissionais. Estabeleceu-se um intercâmbio internacional, capitaneado obstinadamente pela mãe: por carta, por telefone, pessoalmente.

O procedimento básico consistia na criança ser por ela filmada nos momentos de crise, e essas fitas eram analisadas pela equipe estrangeira que prescrevia as condutas clínicas a serem desenvolvidas pelos médicos brasileiros. As cirurgias seguintes e as consultas periódicas de controle também eram feitas no exterior, o que implicava viagens freqüentes de mãe e filha.

É importante frisar que esse período, marcado pela repetição do sintoma e pela vigilância e intervenção médicas permanentes, foi bastante longo – preponderou na existência de minha cliente durante os seus dez primeiros anos de vida, aproximadamente.

E, simultaneamente, outros sintomas passaram a se manifestar: dificuldades motoras, limitações intelectuais, problemas de personalidade e de linguagem. Alterações orgânicas importantes, além dessas relativas ao aparelho digestivo, não se constatavam; especialmente em relação ao aspecto neurológico – principal foco da investigação médica de caráter evolutivo.

Na medida em que os problemas iam aparecendo, outras intervenções iam sendo realizadas. A saber: fisioterapia para lidar com as dificuldades motoras geradas por relativa flacidez muscular – com o apoio de hidroterapia, medicamentos neuro-psiquiátricos para controlar o "comportamento" (crises de insônia, agressividade, teimosia, ansiedade, dificuldade de atenção e concentração) e o recurso à educação especial. Houve também uma tentativa rápida e, segundo a mãe, mal sucedida, de terapia fonoaudiológica para lidar com os problemas de linguagem. Voltarei a isso mais adiante.

Conheci minha cliente aos doze anos de idade, e os fatos até

FONOAUDIOLOGIA E PSICANÁLISE

aqui narrados foram integralmente relatados por sua mãe já na primeira entrevista, situação que passarei a analisar de forma a ir além, penetrando nos bastidores desses fatos apresentados. Acho até que iniciei a exposição deste caso através de uma seqüência cronológica e aparentemente organizada de "fatos", de forma a traduzir a minha primeira e fortíssima impressão sobre esse momento inicial do processo terapêutico: calada, por um bom tempo, escutei fatos que pareciam ser "vomitados", expelidos em caráter de urgência, esvaziados.

Em alguns momentos, tinha a sensação de estar ouvindo a leitura de um relatório médico, repleto de termos técnicos rigorosamente articulados, alguns que, dada a especificidade, eu até desconhecia. Em outros, entremeados, havia a descrição detalhada de momentos dramáticos que me eram apresentados no mesmo tom impessoal e objetivo. Foi assim, por exemplo, que tomei conhecimento de que, após a realização de uma das cirurgias no exterior, a sutura abdominal "abriu-se" durante a viagem aérea de retorno de mãe e filha, provocando em minha futura cliente – então com pouco mais de cinco anos – um princípio de hemorragia em pleno vôo.

Soube também das crises de vômito que duravam dias e noites insones para mãe e filha. E dos períodos pós cirúrgicos em que era preciso amarrá-la na cama hospitalar, onde, ao seu lado, uma mãe vigilante impedia-lhe qualquer movimento, de forma a garantir as condições necessárias à recuperação física.

Diante de mim, apresentava-se uma pessoa que, nas suas próprias palavras, "tinha decidido que esta menina iria sobreviver", e que orgulhava-se de ter conseguido atingir seu objetivo. É interessante notar que, em seu discurso, muitas vezes aparecia a expressão "*nós* fizemos X" para referir-se a procedimentos médicos quanto a medicação, exames, cirurgias etc, incluindo-se assim como um dos membros da equipe profissional.

Por outro lado, afirmava que as suas condições físicas acabavam por corresponder às da filha: "piorava ou melhorava" junto com ela, justificando que, nas crises, *ambas* não dormiam, não comiam etc. Em contrapartida, nas fases mais amenas sentia-se revigorada, cuidava da própria aparência, fazia planos de voltar a trabalhar etc. Porém, insistia que mesmo quando debilitada não

MARIA CLAUDIA CUNHA

deixava de "tomar as providências necessárias", preferindo agir do que entregar-se a sentimentos que parecia considerar como de inadmissível fragilidade.

Em dado momento, essa escuta levou-me a intervir. Até então, sob diferentes ângulos, o conteúdo essencial do discurso materno parecia-me demonstrar que o vínculo mãe-filha estabelecia-se exclusivamente pela doença. Então, tentei evocar um vínculo ancestral: como havia se dado a amamentação? Digamos que nossos discursos se "chocaram" e, agora laconicamente, ela disse que a menina não tinha sido amamentada. Em seguida, pediu licença para sair da sala e ir ao banheiro.

Aguardei o seu retorno por um tempo significativo e, ao voltar, ela prosseguiu retomando o tom impessoal. A filha não havia sido amamentada porque não conseguia sugar seu seio - não tinha "força" para tal e, por essa razão, concluiu num tom diferente, um tanto amargo: "não gostava" de mamar.

Sem dúvida, o fato de um bebê nunca ter tido força para sugar demanda uma investigação fonoaudiológica, no que diz respeito à análise das funções neurovegetativas intrínsecas ao desenvolvimento do sistema sensório motor oral, um aparato biológico indispensável às futuras verbalizações. E minha escuta registrou esse elemento, contudo, deteve-se no outro fragmento do discurso materno: o bebê *não gostava* de mamar. E, como veremos a seguir, esse fragmento passará a adquirir um sentido essencial no processo terapêutico.

O tema *amamentação* foi, imediatamente, rearticulado na seqüência do nosso diálogo. E a mãe introduziu de forma associativa a questão da terapia fonoaudiológica anteriormente realizada. Explicitando: quando a criança estava com mais ou menos cinco anos, isto é, logo após aquela primeira cirurgia esofágica relativamente bem sucedida, a família foi orientada a procurar este tipo de atendimento. O atraso quanto ao processo de aquisição de linguagem passou a ser enfocado no seu caráter sintomático. A menina estabelecia pouca interação com as pessoas em geral mas já emitia algumas palavras, porém sempre com alterações fonêmico-fonológicas decorrentes de dificuldades articulatórias.

Seria, então, necessário um atendimento fonoaudiológico voltado para o trabalho com a motricidade oral, o que a mãe consi-

FONOAUDIOLOGIA E PSICANÁLISE

derou pertinente face às demais dificuldades presentes da motricidade global. Dizia-me ter pensado ser este um trabalho complementar à fisioterapia já em curso ("uma fisioterapia na boca").

Procurou uma profissional que, num primeiro momento, pareceu-lhe capaz de lidar também com as características de personalidade da filha – a essas alturas, já consideradas como extremamente dificultadoras das relações com o mundo externo. O trabalho foi iniciado, e, para surpresa da mãe, enquanto permanecia na sala de espera durante as sessões, "não ouvia ruídos vindos da sala de terapia". Começou a ficar incomodada com este silêncio, até que, certo dia, "invadiu" o consultório. Para seu espanto, deparou-se com a seguinte cena: paciente e terapeuta compartilhavam exercícios de motricidade oral diante do espelho, e ela pôde ver que a terapeuta estava *alimentando* a criança. [4]

Ficou indignada, "encerrou" a sessão e nunca mais voltou. Como a fonoaudióloga poderia ter desconsiderado que a menina deveria ser alimentada somente por sua mãe? Supunha ter deixado claro que, dados os problemas digestivos, havia a necessidade de absoluto controle alimentar, pelo qual, desde sempre, ela própria se responsabilizara. Jamais tinha imaginado que atividades dessa natureza fizessem parte de uma terapia fonoaudiológica, e sua indignação aumentou ao ter sido informada pela terapeuta de que aquela não era a primeira vez que isso acontecia.

Pareceu irritar-se quando questionei sobre os efeitos de tal procedimento, isto é, se após as sessões ela notara alguma alteração na criança. Disse-me ser impossível tal avaliação específica, já que os vômitos eram constantes. Contudo, queria deixar claro, agora para mim, que a mesma orientação permanecia: a menina não deveria comer *nada fora de casa*. Essa pareceu-me ser a condição imposta para que o atendimento fonoaudiológico fosse retomado.

Ao final da entrevista, pude constatar que não havia uma queixa enunciada especificamente a propósito da linguagem.

---

[4] Suponho tratar-se dos recursos habitualmente utilizados para o trabalho com sucção, mastigação e deglutição, tais como líquidos (água, suco), pastosos (gelatina, geléia) e sólidos (pães, biscoitos).

MARIA CLAUDIA CUNHA

Além disso, fiquei com a impressão de que, através do seu relato, tinha tentado demonstrar-me que ninguém, além de si própria, poderia cuidar/resolver os problemas da filha. Então, tentando decifrar a sua demanda, perguntei-lhe sobre as expectativas a respeito do tratamento, considerando, inclusive, que ela havia me procurado a partir de um encaminhamento feito pela escola. Prontamente respondeu-me que a menina necessitava apenas de *pessoas que gostassem dela.*

Analisando esse material, comecei a refletir a respeito das condições em que haviam se dado as etapas iniciais do desenvolvimento psíquico desta criança, e detive-me, naturalmente, na *fase oral.* Do ponto de vista estritamente somático, esse período poderia ser considerado como uma combinação de dores e permanente desconforto físico – sensações que se prolongaram, acumulando-se nos anos/fases seguintes. E foram esses os sintomas que mereceram atenção e cuidados, já que, como enfatizou a mãe, tratava-se de uma questão de sobrevivência. E eu complementaria: sobrevivência a qualquer custo.

Mas, na perspectiva do caráter pulsional do sintoma, passei a reflexões de outra natureza. Chamava a minha atenção a dimensão perversa presente nos vômitos incessantes ou, dito de outra forma, a perversão da nutrição.

Em Freud – e aqui vou me deter um pouco na questão terminológica – o termo *perversão* refere-se originalmente à sexualidade.[5] Entretanto, parece possível, como mostra a literatura da área, estender essa noção também para as pulsões de autoconservação (na qual inclui-se a fome), sem restringi-la às pulsões sexuais. Embora nos escritos freudianos essa questão seja tratada da seguinte forma: as perturbações da função de nutrição podem ser devidas à repercurssão da sexualidade, isto é, através da libidinização, essa função pode ser "pervertida" pela sexualidade.

Sabemos, ainda, que a noção estrita de perversão está ligada às manifestações não recalcadas da sexualidade infantil, mas que

---

[5] Vejamos LAPLANCHE e PONTALIS (1986): "trata-se de desvio em relação ao ato sexual 'normal', definido este como coito que visa a obtenção do orgasmo por penetração genital, com uma pessoa do sexo oposto" (pg. 432).

FONOAUDIOLOGIA E PSICANÁLISE

também vincula-se a vários tipos de mecanismos de defesa – recusa da realidade, clivagem do ego etc. – que assemelham-se aos mecanismos *psicóticos*.

Eu falava em sobrevivência física a *qualquer custo*, e as minhas reflexões iniciais conduziram-se para a busca de uma melhor compreensão do custo psíquico desse processo. Do ponto de vista do funcionamento do aparelho psíquico, a história desta criança me fez pensar sobre como possa ter operado o *princípio do prazer*, frente à maciça carga de desprazer que, precocemente, lhe foi imposta; e nesse contexto como se deu a introdução do *princípio da realidade*, frente agora ao recorte que a doença delineou nas vivências do mundo externo.

Especificamente quanto à linguagem, pareceu-me que a ausência de qualquer queixa explícita da mãe em relação a esse aspecto talvez pudesse ser interpretada da seguinte forma: o fato da filha ter sobrevivido era o essencial. E, dado que essa sobrevivência havia sido, e permanecia sendo, garantida pelo outro – antes pela mãe e pelos médicos, agora basicamente só por ela –, este outro já tinha muito com o que se (pre)ocupar.

Sendo assim, como estabelecer um vínculo dialógico com um bebê que sequer chorava e, depois, com uma criança que não se vinculava a ninguém e cujo corpo era praticamente uma extensão do corpo materno? O que essa criança teria a dizer para além de seus sintomas orgânicos? Frente a toda esta, digamos, *materialidade* da vida, não me parecia poder existir espaço ou tempo para o *simbólico*.

Mas aguardei pelo encontro com minha futura cliente na expectativa de poder "entrevistá-la" também.

Sua chegada foi peculiar, e manteve-se assim durante um bom período nas fases iniciais do processo terapêutico. Da janela, vejo um automóvel estacionar, descem mãe e o motorista para, juntos, aguardá-la sair. Movendo-se lentamente, mas sem dificuldades, inicia o ritual de andar/estancar/andar... e, nesse ritmo, adentra o consultório. Convido-a a ir comigo até a sala de terapia; olha para a mãe que a autoriza dizendo: *pode ir fofocar com a Cláudia*.

Por alguns segundos, alternadamente, puxa para si e empurra o braço materno. Finalmente, segue comigo, no mesmo padrão de locomoção. Chegamos, enfim, na sala, e ela estanca, de pé. Fica assim, imóvel, olhando para mim. A imagem que me ocorre é a de um objeto movido a corda – de tempos em tempos é preciso "acioná-lo" novamente.

Havia observado que, até então, isso era efetivado no gesto das pessoas de "puxá-la" levemente pelo braço. Decidi tentar fazê-lo através de palavras, iniciando um diálogo para que nos apresentássemos. A primeira coisa que ela disse foi: *chic*. Comentei que ela estava mesmo com uma roupa muito *bonita*.

Passou, então, a *vomitar* uma série de palavras: *buíta* (bonita), *bola, qué* (quero), *sim, não, mami* (mamãe), o próprio apelido etc. Eu tentava interpretar: você quer a bola? seu nome é tal? a mamãe está te esperando lá fora etc. Silêncio. E, eventualmente, aparecia o *chic*.

Percebi que as palavras eram ditas com certa precisão articulatória; aliás, aparentemente não havia alterações quanto ao sistema sensório motor oral durante a fonação. Mas seu discurso estruturava-se sempre da mesma maneira: ou o enunciado era composto de uma só palavra ou por uma seqüência de algumas, formalmente desconectadas.

Parecia não estar havendo, de forma geral, complementariedade ou reversibilidade dialógica, a não ser em raros momentos através da especularidade parcial – ainda de uma única palavra – em relação à minha fala. Um exemplo seria o seguinte fragmento:

Ela: *Chic*.
Eu: É, você está com uma roupa muito *bonita*.
Ela: *Buíta*.

Seguiam-se rupturas interacionais, ora com um silêncio ora com o desvio do olhar para algum ponto da sala. Outro aspecto a ser destacado era o fato dela não tocar em qualquer objeto. Chegou a sentar-se e também caminhar pela sala, mas, diante de qualquer proposta da minha parte, reagia da mesma forma: alternando as palavras *sim* e *não*, imóvel.

Exemplificando:
Eu: Você quer desenhar?
Ela: Sim.
Eu: Então vamos.
Ela: Não.
Eu: Então você não quer?

FONOAUDIOLOGIA E PSICANÁLISE

Ela: Qué sim.

E, assim, sucessivamente, dando-me a impressão de que essa interlocução poderia permanecer dessa maneira *ad infinitum*, caso eu insistisse em decifrar o seu desejo, porque, ao mesmo tempo, queria e não queria.

Chegamos ao final da sessão, digo-lhe que está na hora de ir-se. Começa a puxar-me e empurrar-me, como fizera com a mãe. E, novamente, o diálogo pautado pelo *sim* e *não*. Quando deu-se conta de que, de fato, teria de ir-se, estancou, agarrada à maçaneta da porta, repetindo compulsivamente: *Jou, jou, jou...*

"Palavra chave", que seria repetida ainda muitas vezes, e durante muito tempo, diante de qualquer situação de desprazer ou frustração: *jou* = enjôo. E, juntamente, a simulação do ato de *vomitar*.

Seguiu-se a crise: começou a gritar e auto agredir-se, esmurrando a própria cabeça e mordendo as mãos, não sem antes abrir a porta da sala, onde, em segundos, a mãe apareceu tentando carregá-la, sem êxito; a despeito das minha tentativas em permanecer *falando* com a menina, chamou o motorista e ambos a levaram. Pude notar que, ao constatar esse desfecho, ela acalmou-se e, com ar vitorioso, começou a rir.

Descrevi detalhadamente essa primeira sessão para dela poder destacar os elementos essenciais que marcaram a primeira fase do processo terapêutico, considerando a importância que o fenômeno da *repetição* adquire em termos psicanalíticos.[6]

E o que se repetia? Basicamente: o ritual da chegada, a cena (mais ou menos intensa) da saída e a estrutura discursiva na situação dialógica. Deste último elemento, saliento os enunciados de *uma só palavra*, mas não para tomá-los em termos morfo-sintáticos como na perspectiva da lingüística formalista, nem na ótica lacaniana da primazia do significante.

O que pretendo é reintroduzir a questão da *linguagem* – espe-

---

[6] E aqui estou me referindo particularmente à relação que se estabelece entre repetição e sintomas, tanto quanto ao caráter repetitivo de alguns deles (como nos rituais obsessivos), quanto ao princípio metapsicológico de que o sintoma repete, de forma disfarçada/distorcida, elementos de conflitos estabelecidos no passado - isto é, a noção de sintoma como o *retorno do recalcado*.

MARIA CLAUDIA CUNHA

cificamente na perspectiva da *fala* – a partir da análise das formulações freudianas a respeito do tema.[7] Inicio com uma retrospectiva. É possível afirmar, pelo tratamento dado por Freud ao material verbal, que sua concepção de linguagem vincula-se originalmente à Filologia alemã do século XIX, cuja característica essencial era a de buscar a genealogia dos significados nas raízes etimológicas da língua.

As especulações etimológicas parecem ter "seduzido" Freud, que nelas reconheceu um traço análogo ao do funcionamento do inconsciente, a saber: um mesmo termo designaria uma coisa e o seu contrário. Abria-se, assim, um caminho de investigação com vistas a relacionar as estruturas comuns à *linguagem coletiva* com a estrutura do *psiquismo individual.*

Nesse sentido, Forrester observa que é possível estabelecer um paralelismo entre a *associação livre,* elemento do método psicanalítico, e as *associações coletivas* – o folclore, os mitos, as lendas, os provérbios, os trocadilhos etc. – às quais os filólogos vinculavam a estrutura das línguas.

Assim, ainda nas colocações do autor, Freud voltou-se para os argumentos da Filologia para explicar os *deslocamentos* de sentido revelados pelos discursos produzidos em situação de análise, quando "perdeu a paciência" de prosseguir só, carecendo de provas que lhe possibilitassem evidenciar o funcionamento do inconsciente; além daquela noção de que forças biológicas transbordam até o psiquismo. Dito de outra forma, tratava-se de algo como valer-se da *"história da linguagem* como prova, nos momentos em que *o próprio psicanalista não confiava totalmente nas mentiras dos neuróticos* (pg. 213).

---

[7] Para essa reflexão destaco, além dos textos freudianos, as contribuições inestimáveis das obras de FORRESTER, J. (1989) e GREEN, A. (1995), ambas especificamente voltadas para a análise da relação Linguagem e Psicanálise, tanto em termos de conceito como de método clínico. Nelas aparece a articulação entre os campos *lingüístico e psicanalítico* - referência teórica indispensável aos propósitos deste meu trabalho - e também uma crítica à *concepção lacaniana* de linguagem, questionamento no qual não pretendo me aventurar mas ao qual não poderia deixar de fazer referência. Mas objetivo com esta nota sugerir estas referências bibliográficas também ao leitor que se proponha ao aprofundamento de uma análise nessa perspectiva. As citações de ambos os autores foram por mim traduzidas do texto original em espanhol.

FONOAUDIOLOGIA E PSICANÁLISE

Contudo, agora como nos aponta Green, uma questão essencial se estabelece quando se coloca a Psicanálise frente à Lingüística; então, passemos a examiná-la. O enquadre analítico busca articular a fala ao seu contexto extralingüístico, de forma a relacionar a *realidade psíquica* com a *realidade exterior*. Porém, o que o enquadre "faz dizer", via interpretação, modifica a própria fala. Ora, a objeção feita pelos lingüistas de que essas "modificações" não são objeto de análise de sua competência é absolutamente legítima, tanto por razões éticas quanto metodológicas. Entretanto, diante do material lingüístico, o analista, por sua vez, necessita de uma *escuta* diferenciada: aquela que lhe permite acomodar/acolher toda palavra no espaço que se estabelece entre as polaridades *intrapsíquica* e *intersubjetiva*. E essa bipolaridade não pode ser contemplada nem pelo biologismo, como em Chomsky; nem pela supervalorização do aspecto sociológico, como nas teorias pragmáticas.

Mais uma vez, é possível afirmar com Green que a interlocução com a Lingüística favorece que a Psicanálise possa reassegurar o pressuposto de que o psiquismo não pertence nem a ordem da Biologia, nem a da Sociologia. E, sendo assim, "a linguagem, produção psíquica por excelência, tem direito a mesma autonomia (...) o que absolutamente não exclui as suas determinações biológica e social" (pg.104).

Ao introduzir a simbólica do inconsciente, Freud nos conduz à compreensão de que existe um conflito essencial entre a homogeneidade do sistema lingüístico e a heterogeneidade do sistema de representação. Em "A interpretação dos sonhos", de 1900, ele assinala que a linguagem inconsciente não é constituída por uma representação termo a termo, já que um conteúdo *manifesto* pode corresponder a vários conteúdos *latentes* e vice-versa, pelo efeito do que nomeou de *condensação*.

Além disso, pelo efeito da censura, esses conteúdos também sofrem o efeito do *deslocamento*, que aparece quando um elemento latente é substituído não mais por parte de si mesmo, mas por alusão a algo mais remoto – o que pode ocorrer também no pensamento desperto, como nos *chistes* em que a alusão é mais inteligível. Temos ainda a possibilidade de que a tônica psíquica seja transferida de um elemento importante para outro aparentemente sem importância.

Como analisa Benveniste (1976), o simbolismo lingüístico e o do inconsciente têm características específicas e distintas. O primeiro "realiza-se em signos infinitamente diversos, combinados

100

MARIA CLAUDIA CUNHA

em sistemas formais tão numerosos e distintos quantos são as línguas". No segundo – e aqui podemos exemplificar tanto com os sonhos como com os sintomas neuróticos – parece que "os símbolos constituem um "vocabulário" comum a todos os povos, sem acepção de língua" (pg.92). Além disso, "a 'sintaxe' na qual se encadeiam esses símbolos inconscientes não obedece a nenhuma exigência lógica" (pg.93), ao contrário dos signos lingüísticos.

Digamos, com o autor, que esta "linguagem particular", através da qual o inconsciente se revela, é ao mesmo tempo *infra* e *supralingüística*. *Infralingüística* porque nega convenções lingüísticas imutáveis, produzindo variantes individuais potencializadas pela cultura e pelas experiências pessoais. *Supralingüística* porque se utiliza de signos que encobrem um conteúdo hipercondensado que deveria, lingüisticamente, ser expresso através das múltiplas unidades do discurso.

Feitas essas colocações, é possível enunciar que, em última instância, ao método psicanalítico importa *descondensar* a fala utilizando a mediação da fala, e considerando que o "aparelho da fala" só tem suas potencialidades atualizadas pela *fala do outro*. E aqui vale uma referência ao enquadre analítico, que "inventou" parâmetros peculiares para o estabelecimento do diálogo humano: a possibilidade de confessarmos o inconfessável e de alterarmos a relação com a nossa censura racional.

Retomo, agora, o caso da menina *de fala condensada*. E, com isto, além de permanecer na intenção de trabalhar com uma teoria *encarnada*, pretendo continuar problematizando uma noção vigente no pensamento fonoaudiológico tradicional, isto é, a de que os processos terapêuticos devem buscar *o aumento quantitativo* das palavras do cliente, e que essas palavras devem encadear-se no discurso de forma a expressar um *sentido transparente*, garantido pela relação unívoca entre significante/significado.

Eu dizia, anteriormente, que os enunciados de minha cliente caracterizavam-se por serem de uma só palavra, e agora acrescento que, a despeito das regras dialógicas, ela parecia dizer "o que lhe vinha à cabeça". Entretanto, considerando que ao falar o sujeito diz mais do que, conscientemente, se propõe a dizer, aquele conteúdo manifesto não poderia ser tomado num sentido unívoco - daí a exigência da *interpretação*.

FONOAUDIOLOGIA E PSICANÁLISE

Comecei a perceber que, ainda mantendo a peculiaridade discursiva, minha cliente começava a *falar mais* durante as sessões. E considerei ser este um efeito da minha insistência em tomá-la como interlocutora, fator indissociável da sua necessidade de descarregar as próprias tensões internas. Freud já nos alertava[8] para o fato de que as palavras são substitutos das ações, o que foi assim traduzido por Forrester: "o que adoece o paciente é o silêncio" (pg.57).

Contudo, notei que essas palavras, e elas também já começavam a se combinar, espelhavam fragmentos do discurso materno - tipicamente aquele com o qual a mãe se referia à menina. Vejamos alguns exemplos, nos quais o que aparece primeiro é a fala da cliente e, entre parênteses, a da mãe:

Chic (Veja como ela está *chic* hoje!),

É fogo (Você *é fogo!*),

Mocinha (Você não está se comportando como uma *mocinha.*),

Chóts (Hoje ela veio de *shorts.*).

Aparentemente, esses enunciados não tinham referência contextual, nem filiação discursiva anterior. Parecia que ela limitava-se a verbalizar fragmentos das formas como *era falada*. Nesse sentido, é interessante notar que, sempre que chegavam no consultório, a mãe me fazia um breve relato sobre o estado da filha naquele dia, ou sobre algum fato ocorrido que lhe parecia ser importante: ela está resfriada, não dormiu bem, fez um passeio com a turma da escola, viajou no final de semana, deve estar com frio porque veio sem casaco, ganhou um cachorrinho etc.

Outro elemento interessante nesse sentido: eventualmente ela dizia palavras em francês – *nõ* (non), *bonjú* (bon jour), *tóti* (tante). E foi assim que pude descobrir o bilinguismo materno.

Em termos psicanalíticos, a análise da fala da minha cliente parece poder ser subsidiada pelas colocações de Bion (1988) a respeito da linguagem esquizofrênica. Diz ele que, nesses casos, a linguagem verbal pode ser utilizada de três maneiras: como forma de pensamento, como método de comunicação ou como forma de ação.

---

[8] Sobre o mecanismo psíquico dos fenômenos histéricos: uma conferência (1983), in ESB, vol.III.

Vou deter-me na última por considerá-la a que mais se aproxima deste caso. Utilizando a categoria kleiniana das *relações objetais*, isto é, aquela que designa a relação do indivíduo com o seu mundo interno, sendo operada pelos movimentos de cisão e integração, Bion afirma que a linguagem utilizada como forma de ação "está a serviço ou da divisão do objeto ou da identificação projetiva" (pg.28). É como se o indivíduo empregasse "as palavras como coisas ou como partes cindidas e afastadas de si próprio" (pg.28) de tal forma a "enfiá-las" no outro, livrando-se delas – e este seria o caso da identificação projetiva. Minha cliente parecia atribuir-me este lugar de outro, na medida em que, como já me referi anteriormente, insistia em "vomitar-me" palavras.

Nessa época, as únicas expressões em que ela, a meu ver, parecia assumir-se como sujeito do próprio discurso eram *jou* ("estou com enjôo") e *dói qui* ("dói aqui", sem apontar onde), o que ocorria nos momentos em que aparentava desprazer, desconforto. E foi por aí que tentei intervir, buscando reduzir a polissemia pela via da descondensação. O "resultado" foi imediato, e pode ser ilustrado pelos exemplos que se seguem.

Ela: *Jou, jou!* (um tanto agitada, temendo subir o degrau da escada).

Eu: Você está com medo de subir, quer que eu te ajude?

Ela: *Passô, passô. Passô jou. Subi qué.* (apoiando-se em mim)

Ou quando, ao final de uma sessão, sinalizei o fato interrompendo o nosso jogo de bola:

Ela: *Dói qui, dói qui.*

Eu: Você está sentindo alguma dor ou será que está brava por que não quer ir embora?

Ela: *Passô, passô. Guadá bola não. Amanhã.* (isto é, não queria guardar a bola, "só amanhã").

Até que, certa vez, vivenciamos a seguinte situação. Eu já havia constatado o seu enorme prazer nas brincadeiras com bola (jogando comigo, ou num bate-volta contra a parede, ou no ritual de esconder-achar). Esses momentos favoreciam muito a nossa interação, além de terem demonstrado a sua excelente coordenação motora na manipulação do objeto.

FONOAUDIOLOGIA E PSICANÁLISE

Resolvi, então, sugerir-lhe que brincássemos com bexigas infláveis. Mas, assim que ela as viu, entrou literalmente em surto. Tremia, gritava, empalidecia, se auto agredia com violência e *falava* compulsivamente: *jou, jou...* Diante da cena, que me causou grande impacto, tentei – rápida e inutilmente – conversar com ela. Percebi que seria em vão, guardei as bexigas e, imediatamente, ela se acalmou.

Retomei o assunto mas ela silenciou, distanciando-se com um desvio do olhar. Aos poucos – e eu também permanecia em silêncio – foi "voltando", como que se recuperando dessa tensão. Resolvi investigar isso melhor, tematizando o fato com a mãe. Ela relatou-me, com naturalidade e até certo humor, que "era assim mesmo". Prosseguiu: desde pequena a menina tinha esse medo (eu diria que essa *fobia*), o que, inclusive, causava transtornos em relação à sua sociabilidade. Tinha crises semelhantes em festas de aniversário infantil e nos locais públicos em que, acidentalmente, se deparava com as tais bexigas.

Perguntei-lhe se atribuía alguma explicação ao fato, e ela disse que "nem imaginava", apenas tentava evitar, na medida do possível, o contato com esse tipo de situação.

Permaneci às voltas com esse episódio, tentei retomá-lo com minha cliente mas apenas a menção ao objeto *bexiga* já fazia com que ela começasse a encenar o ato de vomitar (acompanhado do *jou, jou*) e depois "ensurdecesse". Peço ao leitor que aguarde, por mais algumas páginas, a rearticulação desses episódios.

O processo terapêutico prosseguia, agora já dialogávamos obedecendo regras conversacionais básicas. Entretanto, é interessante notar, do ponto de vista lingüístico, que seus enunciados passavam também a conter fragmentos especulares dos meus. Um exemplo típico diz respeito ao famoso *chic*. Quando ela dizia essa palavra, eu intervia através da polissemia, fazendo comentários do tipo: você está muito *bonita* hoje, ou esta sua blusa é *legal*, ou onde você comprou esta roupa tão *bacana?*.

E houve um tempo em que ela chegava, e após fitar-me "de cima em baixo", dizia: *Códa* (Claudia) *chic, buíta, legau* (chic, bonita, legal). As combinações eram múltiplas, e as palavras iam surgindo – *jóia, linda* – e se rearticulando – *jins chic* (jeans chic), *cóça bacana mami compô* (calça bacana mamãe comprou).

104

MARIA CLAUDIA CUNHA

Já começava a exibir certa capacidade narrativa, fazendo breves relatos de experiências vividas num passado recente, embora com reduzida autonomia discursiva. Eu pedia que me contasse alguma "estória" e ela me contava *suas* estórias: tinha passeado de *bulús* (ônibus) com os amigos da escola, o irmão tinha voltado de viagem e estava em *tapáulo* (São Paulo), *poncô* (comprou) Coca na escola, a *tóti* ("tante"– tia) a visitara. Confesso que demorei um pouco para diferenciar quando ela estava se referindo ao pai de quando estava se referindo ao gato, já que pronunciava ambas as palavras de forma bastante semelhante - afinal elas eram mesmo muito parecidas fonologicamente. E, até hoje, fica com *bique* (gripe), embora coma *ma-ca-i-ão* – pronunciando assim, de forma silabada- e não mais *camaião*.

Ao chegarem para a sessão, salvo na ocorrência de doenças físicas, a mãe não mais a relatava, mas sugeria que ela mesma me contasse algo antes de despedir-se (agora já utilizava esse horário para cuidar de seus outros afazeres). Eu sentia ainda haver, nesse gesto, um certo "controle" a respeito das coisas que poderiam/deveriam ou não serem ditas, e um desejo de, mesmo ausente, também participar da conversa.

Exibia também um certo "orgulho materno", pedindo à filha que me demonstrasse novas aquisições verbais – sempre "novas palavras". Fazia questão de enfatizar o fato de que, com a sua ajuda persistente, ampliava-se a capacidade da menina em *nomear* – os amigos da escola, o gato, o namorado da irmã, alguns objetos.

Após apresentar esse material, acredito ter criado o contexto oportuno para a introdução dos conceitos metapsicológicos de *representação de coisa* e *representação de palavra*. Não quis fazê-lo antes de explicitar as características da intervenção minha fonoaudiológica específica.

Ao desvincular Anatomia e Psicologia em seus estudos sobre a nosologia das afasias, Freud reconheceu as conseqüências dessa proposta formulando, entre outras, as duas noções citadas.[9] Dessa forma, distinguiu estes dois tipos de representação: aque-

---

[9] Elas já aparecem esboçadas em *Sobre a Concepção das Afasias*, de 1891 e claramente articuladas *Projeto para uma psicologia científica*, em 1895, *in* ESB, vol.I.

FONOAUDIOLOGIA E PSICANÁLISE

la que deriva da coisa – e é essencialmente *visual*, e aquela que deriva da palavra – essencialmente *acústica*. Em termos de aparelho psíquico, a ligação entre ambas caracterizaria o sistema préconsciente/consciente, sendo que o inconsciente só "compreenderia" as representações de coisa.

Afirma, nessa linha, que o significado *primário* das palavras é aquele que estava originalmente ligado a elas quando o indivíduo *ouviu-as* serem ditas pela primeira vez. Mas que as *representações de palavras* só se introduzem quando as verbalizações se ligam à *consciência*, na passagem do processo primário para o secundário.

Freud buscou também demonstrar, utilizando essas categorias, que a linguagem esquizofrênica caracteriza-se por tratar as representações de palavra como se fossem representações de coisa, isto é, submetendo as primeiras às leis do processo primário.

Saliento que, ao referir-me mais uma vez à esquizofrenia, não o faço com a intenção de nomear minha cliente através de uma categoria psicopatológica, mas sim por ter identificado seus sintomas de linguagem com alguns daqueles descritos na literatura como característicos desse quadro. Trata-se, portanto, de recorrer a referências teóricas construídas a partir da interpretação de material clínico. E faço essa ressalva para reiterar que o ponto de vista aqui adotado exclui a possibilidade do estabelecimento de uma relação de *causalidade* entre a categorias genéricas de patologias e singularidade de sintomas.

Prossigo, nessa perspectiva, afirmando que passei a observar que, no decorrer do processo terapêutico, minha cliente parecia estar modificando o *uso* que fazia das palavras. Parecendo, assim, estar deixando de tratá-las como se fossem coisas, e aqui faço uma referência ao que Freud chamou de *fala hipocondríaca ou "fala do órgão"*,[10] característica da linguagem esquizofrênica, em que as palavras são submetidas a uma tal condensação, via processo primário, que chegam a representar todo um encadeamento do pensamento. Recorro novamente ao do uso condensado do *jou* – que, aliás reduzia-se significativamente – como exemplo que me parece típico desse fenômeno.

---

[10] *In Avaliação do Inconsciente* (1915 VII), *ESB*, vol. XIV, pg.226.

MARIA CLAUDIA CUNHA

E falo de uma evolução terapêutica, pela consideração de que é preciso que a palavra seja distinta da coisa em si de tal forma a ter a função de representar a coisa; isto é, falar da coisa na ausência dela. E isto já começava a ocorrer, os pequenos relatos revelavam.

Então, abriu-se espaço para um elemento que, embora considerado, não tinha sido enfocado diretamente. Minha cliente progredia quanto à linguagem mas, embora os vômitos tivessem praticamente desaparecido, as alterações gástricas, segundo a mãe, ainda se manifestavam ocasionalmente. Esta referia-se a "azia, má digestão" para traduzir as manifestações físicas observadas (soluços, gazes intestinais etc), mas agora também levava em consideração a fala da menina (*dói qui* – dói aqui, apontando para a barriga).

Achei que seria o momento de intervir tecnicamente quanto ao sistema sensório motor oral. A saber: como já citei anteriormente, não havia alterações significativas nesse aspecto, nem em termos pneumo-fono-articulatórios e nem em relação à deglutição, como também pude depois avaliar. Mas a função de mastigação estava prejudicada: levava o alimento à boca e o engolia praticamente sem mastigar. Considerei ser essa uma das possíveis causas dos sintomas digestivos apresentados.

Contudo, em mim permanecia intensamente viva a cena relatada pela mãe a respeito da fonoaudióloga anterior, aquela que "ousou" alimentar sua filha. E eu tinha claro que ela não suportaria uma nova "traição", agora de minha parte. Afinal, eu parecia já ter me constituído, a seu ver, na pessoa que "gostava" da menina e, literalmente por extensão, de sua mãe.

Ciente de que lidar com resistências não é tarefa simples, nem tampouco favorecida pela onipotência, expus as minhas intenções de forma clinicamente justificada. Mas, terapeuticamente, complementei a proposta: utilizaríamos para esse fim, *ainda não* desencadeado, os alimentos que ela mesma traria de casa. Pareceu-me cautelosamente receptiva, fazendo questão de entender as minúcias do meu argumento, de forma a poder dar "a sua melhor colaboração".

O início do processo foi perturbado exatamente pelo desejo de minha cliente: recusava-se a ingerir qualquer alimento trazi-

FONOAUDIOLOGIA E PSICANÁLISE

do de casa de forma explícita – *qué non* (quero não). A mãe insistia: maçã com casca, sem casca, biscoitos variados, bolos, pães, etc etc. Coisas que, até então, a menina "adorava" comer em casa. As tentativas prosseguiam, mas aquela situação já começava a gerar um indisfarçável incômodo materno.

Certo dia, durante a sessão, minha cliente disparou: *qué bolacha* (havia trazido uma fruta). Ofereci-lhe daquelas que havia no consultório, e ela as devorou com uma rapidez que, digamos, resultava de um misto de prazer com problemas de mastigação. Mantive o nosso segredo.

Outro dia, novo pedido: *qué suco*. Bebeu um copo, como um néctar. Só que, dessa vez, ambas fomos traídas por um corante químico. Terminada a sessão, a mãe, atônita, me/lhe pergunta o porquê daquela língua absolutamente vermelha. A menina me olhou com tal apelo que só me restou responder: suco de morango.

A mãe, talvez tranqüilizada por ser aquele um vermelho de suco e não, como outrora, de vísceras, limitou-se a perguntar num tom ameno: será que não vai fazer mal? Afirmei taxativamente que não, não vai. E a menina emendou: *bom chuco* (bom suco), e parecia ter mesmo se aproximado de um "objeto bom".

Porém, o *objeto persecutório* não tardou a aparecer. Na sessão seguinte recusou o suco, a bolacha ou o que fosse, justificando: *mami dá* (mamãe dá). E, na seqüência, nem comia no consultório nem trazia alimentos de casa. Não achei conveniente cindi-la ainda mais – preferível, por hora, os problemas digestivos. Mas que ambos os problemas estavam ligados, a meu ver, era impossível negar.

Passado um período no qual me vi às voltas com essa questão e sem achar uma saída para rearticulá-la, as circunstâncias externas ofereceram sua contribuição. Estávamos com problemas quanto ao horário das sessões, já que mudanças no horário escolar da cliente associadas às limitações do meu estabeleciam restrições concretas. Tentamos resolver a situação e, notando que a mãe demonstrava grande investimento para tal, busquei soluções alternativas até que me foi possível vislumbrar uma. Poderíamos marcar no horário do almoço, e mais, almoçaríamos as duas juntas até encontrarmos uma outra possibilidade de horário.

Confesso que encantei-me com meu próprio *insight*. Tinha por hábito almoçar no consultório, num intervalo que correspondia

MARIA CLAUDIA CUNHA

ao exato tempo de uma sessão. Sendo assim, trazia de casa a minha comida (agora eu!), já que dispunha do espaço de uma cozinha minimamente aparelhada. Então, poderíamos tentar compartilhar esse momento, o que, sem dúvida, me soou um tanto heterodoxo a princípio. Contudo, considerei que o *caminho* – esboçara-se um novo *méthodos*? - do processo terapêutico provocara em mim essa tentação.

Ponderei, levando em conta os possíveis efeitos da modificação do enquadre, e conclui que seria interessante experimentar; muito especialmente atenta à dimensão *transferencial-contratransferencial* da relação terapêutica. Quanto à mãe, não se opôs; muito pelo contrário, já que "voltávamos" a pedir-lhe para cuidar da comida. Também consultada, minha cliente demonstrou satisfação.

A primeira fase das nossas "sessões de almoço" caracterizou-se pela redefinição do enquadre. Estabelecemos nossos lugares, agora na mesa, e combinamos que ela continuaria me contando suas estórias, agora durante a refeição. Sempre restava tempo para outras atividades e, nessa época, sua proposta era, basicamente, a de ocupá-lo ouvindo músicas e dançando. Começou a trazer suas próprias fitas, que iam desde música infantil até clássica. Inicialmente a movimentação corporal na dança era muito tensa, mas foi tornando-se solta, rítmica e, além disto, começou a cantar trechos das músicas. Parecia sempre muito feliz na "sobremesa".

Mas o problema da mastigação não poderia ser satisfatoriamente abordado uma vez que seu menú era composto de alimentos pastosos ou cortados em mínimos pedaços. Sugeri, então, que fossem sendo introduzidos alimentos mais consistentes. E aí deu-se um fato simbolicamente interessante: começou a trazer aquilo que, nas palavras da mãe, era chamado de "baby food" nos Estados Unidos; isto é, legumes em miniatura: cenourinhas, tomatinhos, repolhinhos etc.

Já que a minha impressão era a de que a comida representava o vínculo mãe/filha, busquei minha inclusão, pedindo à cliente para provar da sua e oferecendo-lhe a minha em retribuição. No primeiro caso ela era generosa, porém recusava-se a aceitar minhas ofertas.

Comentei com a mãe o quanto tinha apreciado a "baby food".

FONOAUDIOLOGIA E PSICANÁLISE

Resultado: trouxe uma porção especial para mim na sessão seguinte. Nunca mais repeti os elogios.

Até que chegou um dia em que ela aceitou experimentar a minha comida, gostando muito especialmente do arroz integral. Aproveitei para fazer um novo comentário a respeito dessas nossas trocas, mas ele foi submetido ao seguinte comentário materno: arroz integral não é indigesto? Sessão seguinte: o tal arroz estava agora também no prato da minha cliente.

Fomos caminhando assim, lentamente. Os alimentos foram ganhando consistência até adquirir o "formato adulto", chegando até a serem trabalhosos: alcachofras inteiras, frango com osso, peixe com espinho. O auge ocorreu quando chegaram as duas atrasadas em função de algum transtorno cotidiano, e a mãe me pediu para dividir a minha comida com a filha – não tinha dado tempo de providenciar a dela. E emendou, enquanto saía apressada: *nunca fiz isto*.

A mastigação fazia progressos e o prazer em comer também. Nossos diálogos se intensificavam e a estrutura de seu discurso ia se tornando, relativamente às produções iniciais, cada vez mais elaborada lingüisticamente.

Começaram a aparecer enunciados mais longos, ao mesmo tempo em que me dirigia expressões do tipo *bigáda* (obrigada), quando eu atendia uma das suas solicitações, e *pu favô* (por favor), em caso contrário. *Falava* e não mais atuava, inclusive frente às frustrações.

Outro destaque merecem os novos usos da linguagem: para tentar me enganar e rir muito depois, para me gozar e, principalmente, para fortalecer nosso vínculo – *tchau, té manhã* ou *te ligo* (ao despedir-se). E era isto o que estava se dando essencialmente: a possibilidade do vínculo através da linguagem, a cura da e pela fala.

Entretanto, uma coisa que me chamava a atenção era a sua total indisponibilidade para brincar, no sentido de expressar fantasias de forma lúdica. A exceção de cantar, dançar e jogar bola, resistia a qualquer outra brincadeira, inclusive desenhar.

Isso também começou a aparecer como uma queixa materna. Agora que ela participava mais do cotidiano da família e solicitava as pessoas para perto de si, basicamente via linguagem, ninguém "agüentava" mais alternar entre jogos de bola e atividades musicais. Por que não brincava com todos aqueles brinquedos com os quais a família e os amigos desde a infância lhe presenteavam, limitando-se apenas a espalhá-los pelo quarto de forma a deixá-lo numa absoluta bagunça?

Até que, na época em que tematizava com freqüência essa questão, parecendo tentar buscar alguma explicação para o fato, a mãe solicitou-me que marcássemos uma conversa. Nessa situação, disse-me que havia se lembrado de um episódio que talvez tivesse "alguma coisa a ver" com a recusa pelos brinquedos, em especial pelas *bexigas*.

O fato era que, no período das internações hospitalares para a realização das cirurgias, tinha sido aconselhada pelos médicos a distrair a menina no leito mostrando-lhe/manipulando brinquedos. Mas ela não se interessava por nada, a não ser pelas *bexigas* de cores e formas variadas que a mãe amarrava na cama como forma de entretê-la. Questionou, então, se seria essa lembrança o que viria a produzir, mais tarde, esse sentimento oposto de horror a tal objeto e, talvez, o desprezo pelos brinquedos em geral.

Sugeri que, no momento que considerasse oportuno, conversasse com a filha sobre isto. Pareceu um tanto cética: será que ela vai "entender"? Lembrei-lhe de que já estávamos frente a uma interlocutora, apesar das dificuldades ainda existentes nesse nível. Concordou em tentar, mas insistia em saber a minha opinião a respeito. "Lembrando-me" de um princípio psicanalítico fundamental, isto é, o de que interpretações não podem ser submetidas ao critério de *verdade*, e sim avaliadas pelo seu *efeito* de aproximar o indivíduo de sua realidade psíquica; permaneci com a minha sugestão.

Pouco depois informou-me que a tal conversa havia ocorrido, mas achou que tinha "falado sozinha". Perguntei-lhe se, apesar disto, tinha se sentido escutada. Um tanto hesitante, concluiu com um talvez.

A propósito desse episódio, faço mais uma referência à teoria psicanalítica. Em *Recordar, repetir e elaborar (Novas recomendações sobre a técnica da psicanálise II)*, de 1914, Freud analisa o conceito designado como *recordação encobridora*. Trata-se da retomada de uma questão na qual, desde os primórdios de suas formulações,

FONOAUDIOLOGIA E PSICANÁLISE

vinha se detendo; inclusive em sua auto análise, e que diz respeito ao paradoxo da memória em relação aos acontecimentos da infância. Nesse sentido, definiu o conceito de *amnésia infantil*, resultado do recalcamento que opera sobre a sexualidade infantil, e cuja extensão encontraria seu limite no declínio do complexo de Édipo para a entrada na fase de latência.

Assim, como apontam Laplanche e Pontalis (1986), "como o sintoma, a recordação encobridora é uma formação de compromisso entre elementos recalcados e a defesa" (pg.560), e o mecanismo psíquico que aí predomina é o do deslocamento. Considerei que estávamos nos aproximando mais e mais das experiências infantis marcantes e dos fantasmas inconscientes advindos delas. E sabemos que os processos inconscientes precisam ser tratados, para que possam, finalmente, ser *esquecidos* ou mesmo *recordados* segundo a vontade do cliente. Essa é a tarefa essencial do processo analítico, dando-se essencialmente *pela* fala.

Importava-me, nesse momento, analisar os efeitos *na* fala. E pude encontrar em Forrester uma colocação interessante, a saber: "poderíamos, mesmo, aventurar uma hipótese de que a amnésia infantil é, em grande parte, devida ao fato de que os resíduos da fala são formados da experiência sensorial dessa época (...) Assim como a aprendizagem em geral – a formação de conceitos – ocorre através do esquecimento de um tipo muito especial de aprendizagem, a da fala" (pg.163). Recorrendo às formulações bionianas, o autor sugere que aquilo de que não nos recordamos, porque trata-se de conteúdo fortemente defendido, é o que produz o pensamento verbal consciente.

Enfatizo que, desde o início do processo terapêutico considerei que minha cliente já tinha "aprendido a falar". Detive-me, então, no caráter residual dessa fala, em especial no renitente *jou* e, diante do seu primeiro aparecimento após o relato das recordações maternas das internações hospitalares, foi a minha vez de "tocar no assunto".

Percebi que não estava "falando sozinha" ao tematizar com minha cliente o sofrimento ao qual eu supunha ter ela sido submetida. Isto porque, mesmo tendo ela permanecido em silêncio naquele momento, algumas sessões mais tarde reagiu como se segue.

112

MARIA CLAUDIA CUNHA

Pela primeira vez, dirigiu-se ao armário de brinquedos, pegando uma caixa de "massinha" e, com uma pequena porção do material, "esculpiu" o formato de uma bola. Em seguida, disse: *qué bexiga*. Um tanto trêmula e visivelmente ansiosa, acompanhou-me com o olhar enquanto eu pegava o objeto solicitado.

Antes que eu lhe oferecesse a bexiga, interrompeu-me dizendo: *colóca fita Xuxa, ouví múca dagavô qué, pú favô* (pedia-me que, por favor, eu colocasse a fita da Xuxa no gravador). Ao som de uma de suas maiores "predileções musicais", manipulou a bexiga com ar vitorioso. Novo pedido, novo momento de tensão: agora para que eu enchesse a bexiga. Acompanhou o meu gesto para, a seguir, propor que a jogássemos uma para a outra.

A brincadeira foi ficando cada vez mais relaxada, e ela começou a cantar enquanto jogava. De repente, a bexiga estourou fazendo um ruído característico. Momentaneamente, voltou o pânico, e julguei que decididamente poderíamos não ter tido esse "azar". Só que – feliz desfecho – ela emendou, às gargalhadas: *toiá de novo!* (vamos estourar de novo!). Enfim, simultaneamente ao rompimento da bexiga, rompiam-se também as suas *resistências*, através do típico momento transferencial que acabávamos de vivenciar.

Atônita, ao buscar a filha no final da sessão, a mãe deparou-se com ela segurando as bexigas que tinha resolvido levar para casa. Permitindo-se a emoção, comentou que "devagar chegaríamos *lá*". Acho que o seu "lá" revelou-se em parte quando contou-me, algum tempo depois, ter sido possível pela primeira vez decorar a festa de aniversário da filha com muitas bexigas. Para mim, o "lá" ainda poderia revelar-se bem mais e, para minha cliente, o "lá" parecia não ser mais tão aterrorizador.

Concluo este relato enfatizando que essa, entre outras *encarnações* (ao contrário da utilização tautológica) dos conceitos psicanalíticos na minha atividade clínica fonoaudiológica, têm, progressivamente, reiterado a minha convicção de ser esta uma *clínica da linguagem*.

Finalizando, cito mais uma vez as palavras de Forrester: "se a linguagem é o meio pelo qual encontramos a permanência e a recordação como reminiscência insistente no coração do sintoma, é através do caráter efêmero da consciência da fala que dis-

FONOAUDIOLOGIA E PSICANÁLISE

solve-se, dilui-se e esquece-se um sintoma" (pg.166). Assim, é possível afirmar que "a cura pela fala não é somente uma cura dos sintomas: é uma cura da fala do paciente, de acordo com um critério que, na sua forma mais simples, requer que a descrição que o paciente faz de si mesmo 'tenha sentido'" (pg. 169).

No próximo capítulo, apresento aquele que me parece ser um elemento essencial ao prosseguimento dessa reflexão. Se os sintomas são uma linguagem, como devem operar as "duas orelhas" do fonoaudiólogo, este *especialista* em sintomas da fala?

Capítulo V

As Duas Orelhas do Fonoaudiólogo
sintonia na fala e sintoma como linguagem

Recentemente, um cliente que atendo já há algum tempo comentou o quanto minha memória lhe parecia admirável. Como eu era capaz de lembrar-me e de referir-me a coisas que ele havia me dito há tanto tempo? Ou de coisas que até mesmo ele já havia esquecido ou supunha nem ter me contado? Chegou, inclusive, a ironizar-se quanto àquilo que passou a chamar de sua própria "amnésia".

Ocorreu-me esse episódio para iniciar este capítulo em cujo título, deliberadamente, usei o termo *orelha*, no plural, contudo poderia parecer mais adequado o emprego do termo *escuta*, no singular. Mas a alternativa de usar ambos — a orelha e a escuta — é a que me soa como mais precisa.

Contudo, esse recurso, isto é, o de priorizar o órgão em lugar da sua função, permite-me retomar um dilema característico do campo fonoaudiológico, e que já foi introduzido no Capítulo III. A saber: o do paradoxo que se estabelece quando o terapeuta da linguagem *ensurdece* ou, mais especificamente, quando os clientes ensurdecem seus terapeutas pela manifestação de sintomas *na fala*. Sendo que, nesse momento, instaura-se o equívoco essencial: o sintoma da fala é tomado como *não linguagem*, e essa exclusão se dá pela sua redução à categoria estrita de *erro*. Portanto, "as duas orelhas do fonoaudiólogo" passam a estar apenas a serviço de ouvir o que *soa* à sua audição, e esta acostuma-se a ser perturbada apenas com as falhas e faltas — os "buracos" e silêncios que se instauram na estrutura formal da linguagem.

FONOAUDIOLOGIA E PSICANÁLISE

Ora, mas não seria essa a *especificidade* da terapêutica fonoaudiológica, isto é: promover a substituição dos "erros" pela fala "correta", fazer com que desponte a palavra onde havia o silêncio? Sim, em tese, e tradicionalmente, essa é considerada a especificidade dessa prática clínica. Mas, neste capítulo, espero que suficientemente ancorado nas reflexões teórico-práticas que o antecederam, discutirei *como* isto poderia ser feito, de tal forma que os sintomas na fala sejam ouvidos *e* seus conteúdos latentes sejam escutados.

Dito isso, o leitor poderia questionar a possível originalidade desta seção, visto que, em última análise, é esse o ponto de vista que vem sendo reiterado desde as primeiras páginas deste livro. Lembro, entretanto, que conforme já discutido, o foco será agora no recorte da especificidade fonoaudiológica à luz da teoria psicanalítica.

Assim, já feitas as considerações a respeito da relação entre linguagem e psiquismo, isto é, aquelas que permitem que se atribua um caráter simbólico aos sintomas que se manifestam na fala, passarei a me ater às formas de *lidar* com esses sintomas sob inspiração da teoria psicanalítica, partindo do princípio de que a forma aqui sugerida não se propõe a ser hegemônica no método clínico fonoaudiológico — e nem poderia, como veremos. E é mais uma vez na perspectiva do método clínico que analisarei a questão da *especificidade* das intervenções fonoaudiológicas.

Começo reafirmando que o método fonoaudiológico dispõe de *técnicas terapêuticas* bastante específicas, e satisfatoriamente consolidadas pela prática. Contudo, as maneiras como esses recursos são utilizados variam de forma significativa, em razão das referências teóricas às quais os atos clínicos se filiam. Mas essa diversidade não me parece justificar-se apenas por essa pluralidade teórica que, naturalmente, se estabelece ao considerarmos as interfaces do objeto *linguagem*. É a própria concepção de *processo terapêutico* que precisa ser mais bem analisada, o que, de imediato, nos conduz para a questão do *enquadre terapêutico*. Esse aspecto poderia ser assim resumido: a partir de que critérios teórico-metodológicos se estabelecem as *relações*, o *vínculo* terapeuta—cliente no campo fonoaudiológico?

A abordagem dessa questão é indispensável, no sentido de

116

MARIA CLAUDIA CUNHA

melhor compreender a tal *especificidade* desse campo, de forma a não reduzi-la à sua dimensão técnica estrita; e, ao mesmo tempo, romper com uma certa tradição *pedagógica* da clínica fonoaudiológica, e reafirmar o seu caráter essencialmente *terapêutico*. Trata-se, então, de buscar o deslocamento de uma relação do tipo ensino—aprendizagem para uma relação intersubjetiva.

Nessa perspectiva é que seria possível tomar o espanto de meu cliente diante de minha "prodigiosa memória" como um elogio imerecido, posto não se tratar de habilidade pessoal, mas sim de efeito da adoção de um princípio psicanalítico. Estou me referindo àquele presente em *Recomendações aos médicos que exercem a psicanálise*, de 1912, em que Freud afirma que, em termos técnicos, ele (o médico) "deve simplesmente escutar e não se preocupar se está se lembrando de alguma coisa".[1]

Parece que o que causou efeito em meu cliente foi o fato de que *uma* das minhas orelhas fonoaudiológicas ouvia os sintomas na sua "concreticidade", na sua especificidade (tratava-se, no caso, de sintomas de gagueira), mas sem permitir que estes me ensurdecessem quanto ao conteúdo relatado em seu discurso. A *outra* permanecia escutando os conteúdos latentes.

Foi esta a "trama" que, possivelmente, levou meu cliente a considerar como fruto da minha memória aquilo que nem eu mesma sabia que sabia, já que se tratava de material não disponível à minha consciência, mas de material "desconexo e em desordem caótica, que parece a princípio estar submerso, mas vem rapidamente à lembrança assim que o paciente traz à baila algo de novo, a que se pode relacionar e pelo qual pode ser continuado".[2]

Explicitarei o contexto terapêutico a que estou me referindo. Ele chegou à sessão muito triste e gaguejando bastante. Foi logo me dizendo que "amizade não existe, eu tô caindo na real". Prosseguiu afirmando que fizera aniversário, mas que, pela primeira vez na vida, não tinha havido festa. Ninguém, além dos familiares mais próximos, havia lhe telefonado. Em seguida, ratificou que um amigo dos tempos da faculdade havia ligado e, o que

---

[1] FREUD, S. 1912, *ESB*, p. vol. XII, p. 150.
[2] Idem, pp. 150-1.

FONOAUDIOLOGIA E PSICANÁLISE

lhe causara mais constrangimento que prazer, pois teve de revelar-lhe que não estava trabalhando na profissão para a qual ambos haviam se formado. O amigo, por sua vez, pareceu-lhe estar se dando muito bem profissionalmente.

Concluiu, com os sintomas quase o impedindo de falar, que tinha "se dado" um presente de aniversário: decidiu que não precisaria mais de ninguém, não sofreria mais por isso. Comentei que a gagueira provavelmente facilitaria este seu deliberado isolamento, já que com ela "afastava" as pessoas de si mesmo, excluindo-se previamente de possíveis relações por "não conseguir falar direito". Irritou-se um pouco, dizendo que não era ele quem se afastava, mas que desde criança se sentia "perseguido"— e aí aparecia um profundo sentimento de rejeição.

Deu-se, então, o episódio: "lembrei-lhe" de uma história que ele me contara há tempos. Quando pequeno, a mãe resolvera comemorar um de seus aniversários num circo e ele havia adorado a idéia, porém, no dia e hora da festa armou-se um temporal. Diante do fato, desesperou-se e, num misto de choro e gagueira, dizia aos pais que ninguém viria à sua festa por causa da chuva. Seria esse o mesmo sentimento que agora retornava? Que "chuva" teria voltado a desabar de forma a impedir que os amigos lhe telefonassem? Vale ressaltar ter sido esse um dos seus primeiros relatos quando, no início do processo terapêutico, pedi-lhe que me contasse sobre suas mais remotas lembranças do ato de gaguejar.

Diante da minha intervenção, ele afirmou que, desde sempre, havia se dado conta de que as pessoas não gostavam dele por ser gago, e conforme prosseguia com outras lembranças dessa natureza, o sintoma ia se reduzindo. Apontei-lhe o fato, e ele emendou dizendo que gaguejar era mesmo coisa "de criancinha". Ele passou a afirmar que também era rejeitado por ser gordo, e seguiram-se várias sessões repletas de conteúdos autodepreciativos, fluentemente relatados.

Dito isso, introduzo uma idéia central para o desenvolvimento deste capítulo: adotar uma concepção psicanalítica de sintoma, o que implica ir além da sua *aparência*, não nos exime de considerar a *especificidade* dos sintomas fonoaudiológicos. Manifestos na fala, quer associados a alterações quanto ao funcionamento da linguagem e/ou a distúrbios anatômico-funcionais relativos ao aparato

MARIA CLAUDIA CUNHA

biológico de linguagem, são sintomas sempre dotados de uma, digamos, "materialidade", que aqui passarei a chamar de *corporalidade* — numa perspectiva psicossomática, isto é, considerando a indissolúvel unidade corpo/mente. Em contrapartida, a psicanálise toma-os como representações, o que implica atribuir-lhes um caráter simbólico. Assim, esses sintomas passam a ser considerados na dimensão do que chamarei de *conceitualidade*, isto é, em termos de processos mentais/representacionais. Saliento, contudo, que isso não equivale a considerá-los conceitos *universais*, formulados a partir de características genéricas e invariantes. Se assim fosse, as interpretações psicanalíticas teriam um caráter em essência *tautológico*. Entretanto, o caráter *heurístico*, metodologicamente indispensável a estas interpretações, só pode ser atingido pela consideração da singularidade do cliente, isto é, na perspectiva da sua história pessoal.

Da articulação entre a *corporalidade* e a *conceitualidade* viabiliza-se uma possível especificidade tanto da *escuta* quanto das *interpretações* fonoaudiológicas, ambas inspiradas na teoria psicanalítica, mas realizadas fora do enquadre analítico. Importa aqui, fundamentalmente, contestar a abordagem separatista da relação corpo/mente, que implica a tradicional dupla classificação dos sintomas — somáticos *ou* psíquicos — e que parece estabelecer, por extensão, uma escala de valores: os primeiros são considerados verdadeiros, os segundos falsos, (posto que não foi possível definir *causas* que os justifiquem).

Passo agora a relatar um caso clínico que visa ilustrar exatamente esse ponto de vista, para demonstrar que, a partir da corporalidade do sintoma enunciado como *queixa*, ou seja, como conteúdo manifesto pertencente à instância da consciência, foi possível chegar-se à *demanda* gerada por conflitos ao nível do aparelho psíquico, o que promoveu a revelação dos conteúdos latentes envolvidos na constituição do sintoma em questão.

Nessa perspectiva, começo pela consideração de que, na clínica fonoaudiológica, a noção de demanda, em geral, é substituída pela de *encaminhamento*, e esse último tende a vincular-se quase exclusivamente à corporalidade do sintoma. Essa é uma significativa marca diferencial em relação aos processos analíticos,

119

FONOAUDIOLOGIA E PSICANÁLISE

uma vez que esse encaminhamento — quer operado por profissionais da área clínica e/ou educacional, quer por decisão familiar, quer por uma opção do cliente ao "auto-encaminhar-se" — desautoriza, ao mesmo tempo que vigora, a *regra fundamental* e as possíveis interpretações advindas dela. Contudo, essa contingência não obrigatoriamente deve impedir que a atenção do fonoaudiólogo flutue, possibilitando a escuta. E mais, isso também não bloqueia de forma necessária a manifestação de conteúdos *transferenciais* e *contratransferenciais* na situação terapêutica.

Pois bem, o cliente a que vou me referir foi-me encaminhado por um ortodontista que, já havia algum tempo, dedicava-se à adequação morfológica das arcadas dentárias, cuidando tanto das superfícies quanto das pressões oclusais dentais. Esse encaminhamento se deu quando, apesar da evolução geral do tratamento, persistia a falha na oclusão; o que caracterizava uma discreta mordida aberta anterior, manifestada pela alteração da relação entre dentes incisivos centrais superiores e inferiores — predominantemente à direita em relação à linha média da face.

Do ponto de vista funcional, observava-se uma deglutição atípica associada basicamente a uma leve hipotonia da língua, o que favorecia uma falha postural desse órgão que, por sua vez, tendia a projetar-se, também levemente, entre as arcadas dentárias tanto em repouso quanto na fala. Nessas condições, era possível constatar a presença de um discreto ceceio anterior, isto é, uma pequena distorção quanto à articulação dos fonemas médios (/t/, /d/, /n/, /s/ e /z/). Além disso, o fato de a língua tender a estar permanentemente desalojada em relação à cavidade oral implicava uma pressão relativamente constante sobre a região central das arcadas, o que dificultava o estabelecimento definitivo da oclusão ideal.

Espero ter sido clara ao descrever esses sintomas, adjetivando-os como leves, pequenos, discretos. De fato, tanto o meu olhar quanto a minha audição de especialista chegavam a detectar momentos em que esses sintomas eram quase imperceptíveis. Mas os pais de meu cliente, ao contrário dele mesmo, sentiam-se por demais incomodados com a existência dessas alterações. Daí, terem acatado prontamente o encaminhamento sugerido pelo ortodontista, e atribuírem à terapia fonoaudiológica a possibilidade

120

MARIA CLAUDIA CUNHA

de finalizar esse processo atingindo a *perfeição*, segundo as próprias palavras da mãe em nossa entrevista inicial. De forma geral, o seu discurso revelava-me uma preocupação com a saúde física do filho, mas também com a estética facial. Em termos fonoaudiológicos, o quadro descrito parecia apontar para o fato de esse desejo materno poder, em tese, ser satisfeito mediante de uma intervenção terapêutica que adequasse os padrões funcionais do sistema sensório-motor oral, favorecendo tanto o desaparecimento das alterações morfológicas quanto daquelas presentes na fala.

Dizia-me ela, naquele momento, que por ser o meu futuro cliente o filho único do casal, não tinham por que poupar ou limitar qualquer investimento considerado necessário ao seu desenvolvimento ideal. E essa disponibilidade interna enunciada por ela me pareceu facilmente concretizável, em razão de haver também uma disponibilidade considerável em termos financeiros. A terapia fonoaudiológica parecia incluir-se de forma harmoniosa na categoria dos cuidados cotidianos altamente qualificados, a saber: uma escola diferenciada, os melhores especialistas no trato da saúde física, aulas de língua estrangeira, atividades esportivas, farto e sofisticado lazer.

A certa altura da entrevista, a mãe mudou o tom do relato e, com tristeza, disse-me que não tivera um só filho por opção pessoal. Antes do seu nascimento, havia engravidado duas vezes sem sucesso, em virtude de variadas intercorrências quanto às suas condições físicas durante essas gestações. Portanto, assim, este filho, além de muito desejado, representava a superação final dessas dolorosas perdas. Ela prosseguiu, agora num tom de humor e afetividade, dizendo que precisava mesmo "confessar-me" claramente que ele era o que havia de mais importante em sua vida, e dava-se conta do quanto tendia a mimá-lo e superprotegê-lo. O pai, a seu ver, depositava enormes expectativas no desenvolvimento do filho, sendo muito exigente e rigoroso quanto ao seu desempenho social e intelectual, o que constantemente gerava atritos entre ambos, acarretando tensão e sofrimento ao menino. Por isso, com freqüência, ela se via obrigada a intermediar essa relação, tentando garantir uma certa harmonia familiar no cotidiano.

FONOAUDIOLOGIA E PSICANÁLISE

Preparei-me para receber o "reizinho" que se constituíra no meu imaginário e a realidade, de início, confirmou a minha intuição. Menino bonito, simpático e nitidamente empenhado na sedução. Falante e extrovertido, nos seus então 12 anos, chegou ostentando ares de "homem feito", o que se manifestava tanto nas suas atitudes quanto no conteúdo de seu discurso fluente e muito bem elaborado. Sabia sim que tinha um problema, o qual, já no nosso primeiro encontro, fez questão de relatar-me e concretamente exibir-me: selecionou algumas palavras problemáticas quanto à articulação e, na medida em que as enunciava, mostrava-me como a sua língua insistia em "sair por aquele buraquinho" (onde havia a sutil falha de oclusão). Um tanto irritado, não se conformava em "não conseguir controlar a língua". Como isso continuava a ocorrer se ele já "sabia" racionalmente o que se passava? Por isso, estava sim muito interessado em minha ajuda e não mediria esforços para resolver a questão, e de preferência no menor tempo possível.

Além disso, ele não suportava a idéia de voltar a usar aparelho ortodôntico, um risco que o ortodontista havia lhe apontado caso a terapia fonoaudiológica não evoluísse satisfatoriamente. Aliás, ele fazia péssimas apreciações sobre esse profissional, considerando-o como pessoa de difícil contato, que "não sabia conversar, só mandar". Contou-me, inclusive, que na última consulta realizada, permanecera o tempo todo fitando a gravata daquele enquanto era examinado. Notou que nela havia várias figuras de leões, e então ficou pensando no quanto a peça se adequava ao dono: os animais ali estampados eram muito parecidos com ele.

Falou-me também sobre sua rotina repleta de compromissos, mas enfatizando que mesmo assim a terapia teria um espaço entre suas prioridades. Ele quis informações sobre o que faríamos e como, parecendo não ficar muito satisfeito quando eu lhe disse que isso não poderia ser estabelecido previamente de maneira tão sistemática e rigorosa, pois construiríamos juntos o caminho a ser seguido.

Reagiu perguntando se eu não iria "examinar a sua boca", ao que respondi que já estava examinando. Novamente ele pareceu estranhar, emendando: então você não está prestando atenção *no que* eu estou falando? Disse-lhe que estava prestando atenção em

MARIA CLAUDIA CUNHA

ambas as coisas, mas, mesmo assim, ele permaneceu cético — e isso iria se repetir nos primeiros tempos da terapia — em relação às possibilidades dessas minhas "duas orelhas". Contudo, concluiu que eu e o ortodontista éramos, a seu ver, muito diferentes. Percebi, então, que se esboçara o nosso futuro vínculo terapêutico e que, para tal, fora mesmo indispensável que naquele primeiro encontro tivéssemos "apenas" conversado.

Quando ele se foi permaneci com a sensação, já experienciada durante a sessão, de que provavelmente eu teria de me haver com mecanismos de defesa bem construídos. Essas defesas pareciam manifestar-se pela *racionalização* dos sintomas, numa operação em que meu cliente tentava explicá-los de modo a tornálos coerentes, lógicos, aceitáveis. Embora, ao mesmo tempo, se queixasse da sua impotência em lidar com eles.

Constatei que os sintomas na fala eram discretos, e não chegavam a interferir no seu discurso de maneira a criar qualquer limitação à atividade dialógica. Entretanto o conteúdo discursivo instigou-me, causando-me uma primeira impressão de que, apesar da sutil expressão dos sintomas — em relação à corporalidade —, eles refletiam intensidade em termos das suas representações mentais, isto é, quanto à conceitualidade. Tratava-se, pois, de buscar as articulações possíveis entre essas duas instâncias e, com certeza, essa operação fonoaudiológica não poderia restringir-se a tomar o corpo como simples pretexto para a análise de conteúdos emocionais. A língua, efetivamente, precisava alojar-se de forma adequada na cavidade oral, mas não a qualquer custo. Prossigo tentando demonstrar como um "problema simples", aliás um dos mais triviais na clínica fonoaudiológica, foi se "complicando" à medida que foi considerado não somente na, mas também para além da sua aparência.

Na sessão seguinte, propus-lhe que realizássemos uma avaliação mais objetiva do seu sistema sensório-motor oral, e ele aceitou com disponibilidade e interesse. Inicialmente, observei as estruturas anatômicas, cujos resultados já foram descritos. A seguir, passamos para a relação tônus/mobilidade, a qual se mostrou prejudicada: havia uma hipotonia leve, mas generalizada, que gerava certa imprecisão nos movimentos dos órgãos fonoarticulatórios, nas suas chamadas partes "moles" (lábios, língua e

FONOAUDIOLOGIA E PSICANÁLISE

bochechas especialmente). A propriocepção também me pareceu alterada, e era como se ele estivesse tomando contato pela primeira vez com aquela região, já que, à medida que tentava realizar os movimentos, tensionava fortemente todo o restante do corpo (apertava as mãos, os braços e as pernas tremiam, curvava o tórax e suspendia a respiração). Ele começou a ficar muito estressado, repetindo que não conseguia, contudo insistindo compulsivamente em superar-se, apesar da minha solicitação de que não o fizesse.

Ocorreu, então, um episódio que viria a marcar por longo tempo o processo terapêutico. Estávamos ambos sentados lado a lado, diante de um espelho, e quando ele percebeu serem as dificuldades insuperáveis naquele momento, parou de tentar propondo-me outras "tarefas". Seria eu capaz de mexer as narinas deixando imóvel o restante da face? Ou fazer o mesmo com as orelhas? E revirar os olhos? Ele era, e começou a demonstrar-me.

Em seguida, começou a listar suas habilidades: os conhecimentos técnicos e práticos sobre pescaria, o talento para a informática, a fluência no inglês, o invejável desempenho escolar. E à medida que se sucediam as sessões, ora trazia o material de pesca — deu-me uma verdadeira "aula" sobre iscas artificiais — ora os experimentos com computação gráfica, o boletim, as fotos em que aparecia esquiando na neve etc. Sempre num tom "professoral", parecendo encantado em estar me "ensinando" coisas.

Diante de qualquer tentativa minha em abordar suas dificuldades, ele oscilava entre ficar irritado ou tornar-se sedutor, mas com freqüência apontando para o fato de que eu "não estava prestando atenção na conversa". Havia sempre algum momento na sessão em que, solenemente, ele me dizia que era preciso "fazer os exercícios" porque afinal ele estava ali para isso. Porém, durante essa atividade, a reação descrita diante das dificuldades repetiase, em maior ou menor grau, e a situação se tornava absolutamente improdutiva quanto ao trabalho específico em relação àquelas.

Estava claro que ele demarcava a sessão em dois momentos nítidos: o de conversar e o de "treinar". O primeiro evoluía, pois falava cada vez mais de si mesmo, e, nos seus relatos, o conteúdo um tanto narcísico foi sendo entremeado com outros de caráter depreciativo (por exemplo: a incompetência para o futebol, a

MARIA CLAUDIA CUNHA

dificuldade em fazer amigos). Ele começou também a tematizar as relações familiares, com ênfase na superproteção materna e no autoritarismo paterno. Nesse contexto, houve um momento transferencial muito interessante, quando em determinada sessão perguntou-me objetivamente se ali não haveria problemas em falar mal dos pais. Autorizado, intensificou as críticas. Resolvi intervir dizendo ser aquele o espaço em que ele poderia expor suas dificuldades, de forma a conseguir lidar melhor com elas. Apontei-lhe que, entre elas, estavam aquelas relativas à fala, "à boca", assim, não era preciso evitar o enfrentamento como vinha fazendo.

A partir daí, gradativamente se eliminou a dicotomia entre conversar e trabalhar com o sistema sensório-motor oral. Muitas vezes, durante os exercícios, ele os interrompia com algum relato pessoal. De forma natural, ora retomávamos a atividade anterior, ora não. Ele fazia progressos, em particular com relação ao sintoma de fala (o ceceio), à medida que aumentava a propriocepção da região oral, ao mesmo tempo que buscava autocorrigir-se quando, durante os nossos diálogos, eu chamava sua atenção para a presença das alterações fonêmicas. Na seqüência, prosseguia com seu discurso, demonstrando já ter adquirido certa confiança nas minhas "duas orelhas".

Tornou-se comum ele me dizer "lembrei de você", para referir-se a fatos ocorridos no cotidiano. Lembrara de mim ao notar que estava assistindo televisão com a língua projetada, quando se viu mastigando de um lado só, tentando falar alguma "palavra difícil" etc.

Comecei a questionar-me sobre essa representação, um tanto superegóica, com a qual nesses momentos ele parecia ter me instalado no seu imaginário. E passei a intervir na tentativa de reatirculá-la isso, dizendo-lhe que era bom ser "lembrada", mas o importante era ele se dar conta de que, ao cuidar-se na minha ausência, estava aprendendo a "lembrar de si mesmo".

Faço uma rápida interrupção neste relato a fim de salientar o fato de que é muito comum, na clínica fonoaudiológica, o terapeuta tender a ocupar esse espaço no imaginário de seus clientes. O papel vigilante de alguém que conduz e, portanto, pode cobrar os resultados de um processo de aprendizagem; o de quem

FONOAUDIOLOGIA E PSICANÁLISE

está sempre prestes a responsabilizar seus clientes pela falta de colaboração e empenho na própria cura.

É nesse sentido que me refiro ao caráter superegóico dessa conduta terapêutica, pautada na censura e na absolvição e, ao mesmo tempo, sustentada pela máxima positivista da ordem e (é) progresso. Sob essa inspiração, a meu ver, os terapeutas tendem a perpetuar a noção de cura como mera eliminação de sintomas aparentes, como a possibilidade de um retorno à normatividade biológica perdida. E isso se torna especialmente problemático numa clínica da linguagem, se considerarmos que, mais do que uma reverência às normas lingüísticas formais, o processo terapêutico deve favorecer o cliente a desenvolver estratégias discursivas eficientes para lidar com a sua condição patológica, tantas vezes irreversível ao nível orgânico (como nos casos de surdez, lesões cerebrais, malformações congênitas etc.).

Essa crítica, se formulada em termos especificamente psicanalíticos, aponta acima de tudo para a questão da *transferência*. Nessa medida é que me parece fundamental lembrarmos que, na *relação terapêutica*, importa não somente considerar *o que* e *como* o cliente diz, mas também *para quem* diz. Se pensarmos, como nos ensina Freud, na universalidade do fenômeno da transferência como componente das relações interpessoais, não me parece razoável banir essa noção do campo fonoaudiológico. Essa afirmação emerge da própria leitura dos textos freudianos sobre o tema, nos quais é possível depreender o conceito de transferência como um *efeito da presença* — no caso, do analista. Proponho que esse efeito seja estendido também para a figura do fonoaudiólogo, ressaltadas as variações quanto à forma (em termos da técnica e do enquadre) de se lidar com ele.

Mantendo ainda essa referência teórica, está claro que a *apreensão transferencial* consiste, essencialmente, em assumir-se que as palavras contêm muito mais do que dizem. Sendo assim, a adoção de uma concepção de linguagem contestando o pressuposto de que o sentido do discurso reside na literalidade parece-me acolher o princípio da transferência.

Retomo assim o material clínico para introduzir uma nova fase do processo terapêutico, inaugurada num momento em que os sintomas expressos na queixa inicial estavam sendo gradativamente superados. E o faço chamando a atenção tanto para o as-

MARIA CLAUDIA CUNHA

pecto transferencial da relação terapêutica quanto para a modificação ocorrida no nível da corporalidade do sintoma, o que me pareceu evidenciar o aparecimento de uma formação sintomática substitutiva.

Em certa sessão, meu cliente chega mancando e queixando-se de um ferimento no pé. Tira o tênis para me exibir o machucado, dizendo serem "bolhas provocadas pela nadadeira no curso de mergulho". Observo o ferimento e, em seguida, ele se calça novamente, com uma expressão de dor. Sugiro que não o faça para tentar amenizá-la, mas ele insiste no ato, parecendo, inclusive, querer agredir-me com isso.

De imediato ele emenda: "estou com um machucado na boca também, está tudo ralado", e me mostra. Comento que ele parecia estar demandando os meus cuidados e que, talvez, um deles fosse o de não exigirmos muito da boca naquela sessão. Não seria melhor não arriscarmos piorar esta dor com "exercícios", de forma semelhante à ação do tênis sobre as bolhas do pé?

Silenciou por um tempo, mostrando-se alheio. Em seguida, ele se levantou, pegou um violão num canto da sala, sentou-se novamente e começou a dedilhá-lho a princípio de forma suave, depois vigorosamente, dizendo me que tinha ouvido um guitarrista que fazia a guitarra "conversar". Tentando "imitá-lo", começou a produzir um som muito agudo e estridente com o instrumento.

De repente, ele pegou o gravador e disse-me que queria gravar a própria voz. "Apresentou-se", dizendo nome, idade, filiação e endereço. Então, resolveu escutar-se e, conforme o fazia, repetia sem parar: "é horrível, é horrível, não acredito!". Avançava e voltava a fita, diversas vezes, repetindo sempre as mesmas palavras, cada vez demonstrando mais raiva.

Quando parou, perguntei-lhe no que "não acreditava". Disparou a falar que não acreditava que aquela era a sua voz, "uma droga, voz de criancinha, horrível, horrível".

Aseguir transcrevo de forma literal o diálogo, já que ele deixou o gravador ligado após ouvir-se pela última vez:

Eu: *Por que de criancinha?*

Ele: *O tom. Às vezes minha voz não deixa eu me expressar* (dá um berro, num tom agravado, gutural, com muito esforço vocal e tensão corporal). *Que nem minha mãe.*

FONOAUDIOLOGIA E PSICANÁLISE

Eu: *Que nem sua mãe?*

Ele: *Porque minha mãe, quando fazia curso de inglês...* (pega novamente o violão para produzir aquele som agudo). *Píuí i i..., parece trem, parece gaita... Tem aí um copo de cristal bem fininho? Eu faço ela cantar bem alto* (grita em tom agudo), *faço sempre isso quando vou em restaurante chic com meu pai e minha mãe.*

Eu: *Todos estes sons, inclusive a voz da sua mãe, parecem com a sua voz?*

Ele: *Ela estava na aula de inglês* (agudizando a voz, imita a mãe: "My name is..."). *É muito ruim minha voz, inacreditável, imbecil, idiota...* (força, novamente, o tom agudizado) *nhém, nhém, nhém...*

Reconheço naquela a mesma voz que ele utiliza quando quer contar-me sobre fatos ocorridos na relação com a mãe, em especial quando busca, com ironia e hostilidade, evidenciar os momentos em que ela lhe dirige tanto atitudes de carinho quanto de repreensão. Aliás, estávamos numa fase em que este era o seu tema preferido: criticá-la pela forma insuportavelmente infantil com que o tratava.

Eu: *Parece que você agora passou a ter dois problemas, a língua e a voz.*

Ele: *Não. Quando eu crescer a voz vai ficar bem grossa. Do jeito que eu estou ouvindo a minha voz hoje, ela vai ficar um dia.*(Note-se que, no último enunciado, ele não está se referindo à voz que efetivamente ouve gravada, mas àquela que desejaria estar ouvindo). *É horrível esta voz... Meu pai disse que vem conversar com você na semana que vem, hoje ele tinha uma conversa com o "big boss" da empresa... Eu vou ouvir só mais um pouquinho... Tenho vergonha da minha voz... Não dá pra me expressar... Deixa o gravador bem perto de mim para eu poder desligar... Só falei baboseira, eu sei... Sai sempre diferente do que eu quero falar. Nhém, nhém, nhém* (força novamente a agudização).

Eu: *Quando você imita a sua mãe falando você usa esta mesma voz que está usando agora.*

Ele olha para a janela apontando para um pássaro voando.

Eu: (insisto) *O jeito que você usa para imitar a sua mãe é o mesmo que você usa para se imitar.*

Ele: *Como assim?*

Repito.

Ele: *Minha mãe é assim mesmo. Ela me controla muito* (silencia). *Meu pai também, quando ele quer imitar a minha mãe...* (volta à voz agudizada, agora para imitar o pai imitando a mãe). Ele começa, então, a passar lentamente a língua no ferimento da boca. Pergunto se a dor melhorou um pouco, ele acena que sim mas, num sussurro, diz que "ainda dói".

De repente ele diz que vai embora (faltavam poucos minutos para terminar a sessão), mas antes tinha de fazer "uma coisa". Dirige-se ao local da sala onde fazíamos os exercícios, pega uma bexiga, vai até o banheiro e volta com ela cheia de água. Então, aproxima-se da janela da sala e chama pela mãe, que está dentro do carro estacionado na porta do consultório. Ela o atende, ele lhe mostra a bexiga fazendo menção de jogá-la. Ela reage dizendo que não, que vai amassar o carro, mas rapidamente ele atira o objeto no alvo, gritando "acertei, acertei!". Sorri para mim, despede-se e se vai.

Fiquei refletindo sobre essa "combinação" de sentimentos — a dor e a agressividade — que se havia manifestado na sessão. A dor no pé, na boca, depois pela "voz horrível". A auto-agressão ao insistir em permanecer com o tênis intensificando o ferimento, em seguida simbolizada pela depreciação da própria voz; a agressividade dirigida à mãe no ataque ao automóvel.

Então, o surgimento da queixa sobre a voz pareceu-me vinculado ao aspecto egóico, mais precisamente quanto à *auto-estima.* Como nos diz Freud: "parece-nos que a auto-estima expressa o tamanho do ego... tudo o que uma pessoa possui ou realiza, todo sentimento primitivo de onipotência que sua experiência tenha confirmado, ajuda-a a aumentar sua auto-estima".[3]

Mais uma vez, os textos freudianos ofereceram subsídios teóricos para as minhas interpretações, agora basicamente apoiadas na rede conceitual que se estabelece entre as noções de *idealização, ideal do ego* e *narcisismo.* O "reizinho" demonstrara-me seu sofrimento no decorrer de toda aquela sessão, mas a minha escuta fez ecoar em particular o seguinte fragmento de seu discurso: *do jeito que estou ouvindo a minha voz hoje, ela vai ficar um dia.*

---

[3] FREUD, S. 1914, *ESB*, vol. XIV, p.115.

FONOAUDIOLOGIA E PSICANÁLISE

Esse estado ideal, de perfeição, precisaria ser atingido "um dia", e a voz — na sua corporalidade — pareceu-me ter sido a manifestação escolhida pelo meu cliente para simbolizar isso, esse compromisso. Naquela altura, já estava claro para mim o quanto repercutia no seu psiquismo o processo de *idealização* operado pelos pais. Isso vinha, inclusive, se manifestando com freqüência no seu discurso, nas vezes em que reclamava que os pais exigiam dele o que eles próprios não eram capazes de ser/fazer. E essa crítica era dirigida mais enfaticamente ao pai.

Nesse sentido, chamou também a minha atenção a seqüência de sua fala, ainda no mesmo turno dialógico. Após referir-se à sua "voz futura", de novo blasfema contra a atual ("é horrível"), emendando que naquele dia *o pai teria uma reunião com o "big boss" da empresa*. Saliento que a sua representação da figura paterna parecia-me fortemente marcada por esta idéia de sucesso/poder profissional, embora, cada vez mais, alternasse esse sentimento de admiração com um outro de desprezo. Com ironia, contava-me sobre as "coisas ridículas" que o pai fazia em casa, dizendo, com ar vitorioso, que se o pessoal da empresa presenciasse seus "ataques histéricos", as "horas e horas" que passava mirando-se no espelho até decidir que roupa usaria, a dependência que mantinha da mulher para a realização de tarefas simples, cotidianas etc., provavelmente não o respeitariam tanto.

Esses conflitos, que agora o episódio da voz pareceu-me reiterar, apontavam para a instância do *ideal do ego*, pois sinalizavam uma correlação entre a identificação com os pais e o declínio do Édipo. Todavia, o desenvolvimento egóico de meu cliente mostrava-se perturbado, diante das dificuldades enfrentadas quanto à de auto-estima. Nesse sentido, cito mais uma vez as palavras de Freud: "o desenvolvimento do ego consiste num afastamento do narcisismo primário e dá margem a uma vigorosa tentativa de recuperação deste estado. Este afastamento é ocasionado pelo deslocamento da libido em direção a um ideal de ego imposto de fora, sendo a satisfação provocada pela realização desse ideal".[4] Saliento, ainda com o autor, que esse ideal tem,

---

[4] FREUD, S., op. cit., p. 117.

MARIA CLAUDIA CUNHA

além de uma dimensão individual, uma outra social, expressa pelos anseios comuns a uma família, uma classe ou uma nação. E, nessa perspectiva, esse aspecto se manifestava na história familiar de meu cliente, fortemente marcada pelo desejo de ascensão social e financeira, na qual se destacava o fato de o pai ter uma origem de classe inferior àquela que, orgulhosamente, passara a pertencer.

Retomo o curso do processo terapêutico para dizer que, no intervalo entre a sessão descrita e a seguinte, tive um encontro com os pais de meu cliente. Até então, esse tipo de encontro só tinha se dado com a presença da mãe, sempre a partir de uma solicitação dela. Eu não os promovia, por considerar não só a falta de qualquer necessidade real como, e principalmente, para preservar o meu lugar no imaginário de meu cliente como alguém que lhe dedicava absoluta cumplicidade, de forma a preservar o nível transferencial da nossa relação.

Nas vezes em que a mãe veio ver-me, sempre com o conhecimento e o consentimento dele, reclamava da ausência paterna, dizendo que o marido "era assim mesmo: ausente". Na última delas, justificou a sua solicitação do encontro pelo fato de estar preocupada com as recentes alterações observadas no crescimento dos dentes do filho — queria "entender" melhor o que estava acontecendo, consultar-me sobre a necessidade ou não de tomar providências quanto ao aspecto ortodôntico etc.

No decorrer da conversa, entretanto, disse-me que também viera para pôr-me a par da crise conjugal do casal e da iminência da separação. Pediu, então, que eu a "ajudasse", marcando um encontro a três: ela, o marido e eu. Angustiada, falou-me que, entre os conflitos pessoais que a situação lhe trazia, destacava-se a sua dificuldade em expor a situação do casal para o filho. Achava, entretanto, que deveria fazê-lo, no que era contestada pelo marido que, inclusive, rejeitava a própria idéia da separação.

Após algumas tentativas em concretizar esse encontro, pois, o pai em geral o desmarcava alegando compromissos profissionais, finalmente ele ocorreu. E, como já me referi, isso se deu em seguida à sessão em que surgiu o "problema da voz".

O casal chegou visivelmente tenso, especialmente a mãe, o que eu nunca tinha observado até então, nas situações em que estávamos somente nós duas. Começamos com uma espécie de

FONOAUDIOLOGIA E PSICANÁLISE

avaliação sobre o momento atual de meu cliente, com ênfase, da minha parte, na sua resistência em lidar com as próprias dificuldades, em termos gerais e também quanto aos sintomas específicos que configuravam a queixa inicial. Diante das minhas afirmação, o pai imediatamente comentou que andava mesmo muito preocupado com o fato de o filho ser tão "metido", o que deveria causar-lhe sofrimento, já que sempre exigia de si mesmo "muito mais do que era capaz". Por outro lado, achava que isso também tinha "um lado bom", quanto a ele desenvolver competência para lidar com a "competitividade do mundo" no futuro. A mãe interviu duramente, afirmando que o filho era assim em razão da pressão paterna sobre seu desempenho, "por excesso de crítica". O pai reagiu, dizendo que precisava ocupar esse lugar, visto que ela o "mimava demais", logo, era preciso que alguém fizesse o contraponto, de forma a evitar que o menino se tornasse um adulto "despreparado para a vida". O confronto acirrou-se ainda mais quando ela argumentou que o marido não respeitava a personalidade do filho e queria moldá-lo "à sua imagem e semelhança".

Comentei que essa incompatibilidade que ambos estavam manifestando em relação à maneira de lidar com o menino talvez justificasse um aspecto que se vinha tornando cada vez mais saliente, a meu ver, no decorrer do processo terapêutico. Estava me referindo, em especial, à dissonância que eu notava entre as condutas racionais/intelectuais de meu cliente e aquelas relativas à instância afetivo-emocional. Em outras palavras, eu sentia que ele ora parecia muito mais velho do que era, em termos de maturidade, ora o inverso: parecia muito infantil, digamos que um tanto regredido.

Em síntese, tematizei a existência de conflitos quanto à constituição da sua identidade, relacionando o fato com a sua forma de lidar com os sintomas. Isto é, ele tinha a "obrigação" de melhorar (afinal o que estava fazendo ali comigo, perdendo tempo e dinheiro?), mas, ao mesmo tempo, não conseguia "desapegar-se" totalmente desses sintomas, já que isso poderia revelar "mal maior" — como muito bem sinalizava o surgimento da queixa sobre a voz.

Nesse contexto, a mãe introduziu a perspectiva de separação do casal. Pareceu-me com isso querer dizer que, eliminados os

132

MARIA CLAUDIA CUNHA

conflitos familiares em termos "concretos", provavelmente o filho pudesse reduzir os seus próprios, a seu ver advindos dos primeiros. Aos poucos, fui conseguindo compreender melhor as reações emocionais de meu cliente nos últimos tempos. Começou a ganhar cada vez mais sentido a angústia que ele vinha demonstrando em relação ao "lado" que deveria estar: se do pai ou da mãe. Jamais havia tocado de forma direta no assunto da crise conjugal, mas lembrei-me que, recentemente, ele se havia referido às brigas do casal, as quais geralmente atribuía às dificuldades dos pais em lidar com ele ("meu pai quer que eu faça uma coisa, minha mãe quer outra"). Mesmo assim, dizia-me, nesses momentos de discussão "não queria nem saber, não queria se meter". Pareceu-me plausível a interpretação de que as contingências familiares estavam favorecendo que ele revivesse o complexo de Édipo, agora na eminência da puberdade.

Perguntei aos pais se eles já tinham tocado diretamente no assunto da separação com o filho. Disseram que não, que ambos não se sentiam capazes para tal. Ressurge, então, um conteúdo que havia sido bastante enfatizado pela mãe na nossa primeira entrevista e, naquele momento, não havia adquirido para mim uma importância significativa. O fato era que, quando o menino estava com mais ou menos seis anos, eles haviam deixado a cidade natal em razão da atividade profissional paterna.

Deixaram para trás laços familiares e de amizade muito intensos, o que os fez sentirem-se muito sozinhos e isolados aqui. Então, intensificaram os seus próprios laços, passando a viver os três muito mais unidos que antes, já que teriam apenas "um ao outro". O processo de adaptação à nova vida fora muito difícil, especialmente para o meu cliente, que ficou, a um só tempo, sem a escola, os amigos, os familiares e, segundo as impressões da mãe, nunca mais conseguidra recuperar-se totalmente dessas perdas.

Como eu dizia, esse conteúdo retorna, rearticulado na fala do pai, como uma justificativa para as dificuldades em abordar o problema da separação. Ele começa dizendo que, em razão dessa experiência anterior, o filho "detesta mudanças" e, pela primeira vez no nosso diálogo, refere-se a ele de forma carinhosa, bastante afetiva, repetindo: "coitadinho, coitadinho". A mãe concorda com o marido e, também pela primeira vez, parece de-

FONOAUDIOLOGIA E PSICANÁLISE

monstrar-lhe alguma cumplicidade. Pronto: o "coitadinho" estava excluído de cena.

Minha intervenção se deu visando tentarmos refletir um pouco sobre esse estado de coisas. Será que alguma explicitação, e eles decidiriam como e quando, não aliviaria o menino da culpa por sentir-se "responsável" pelas brigas do casal? Será que o fato de ele também não se referir explicitamente ao assunto equivaleria de forma obrigatória a "não perceber" a crise? Por que "poupá-lo" e, com onipotência, excluí-lo de compartilhar um sofrimento que envolvia os três e teria implicações na vida de todos? Em síntese, apontei para os conflitos que meu cliente parecia estar vivendo mediante a manutenção dessa cisão no plano psíquico, ilustrando isso com o episódio da voz que, em última instância, revelava a corporalidade dessas representações. Os pais pareceram um tanto aliviados diante da possibilidade de tentarem lidar com a questão de uma outra forma, apesar de ainda não saberem exatamente como fazê-lo.

Ao final, reafirmei a minha posição de não tomar o meu cliente apenas como "uma boca" (doente, errada), o que vinha justificando uma certa "lentidão" quanto à superação de um problema aparentemente "tão simples". O pai emendou com um comentário que me revelou os efeitos terapêuticos da nossa conversa, dizendo que, de certa forma, era bom que o filho tivesse apresentado esse "probleminha", caso contrário talvez jamais conseguisse "vê-lo de um outro jeito".

Na sessão seguinte, meu cliente chega e de imediato me pergunta sobre o que eu havia conversado com seu pai, isto porque após o nosso encontro ele reparara que o pai ficara "muito bonzinho". Ainda o criticava por "não confiar na responsabilidade dele (filho)", coisa que, tinha de reconhecer, a mãe já começava a conseguir fazer ("e para ela, o que você disse?", perguntou com humor).

Ele continuou, agora me perguntando se eu gostara de seu pai e, ainda em tom de brincadeira, disse que supunha que eu me surpreenderia, por talvez ter imaginado que ele era "gordo, feio e careca". Perguntei-lhe o porquê dessa fantasia e a resposta foi: "meu pai me acha gordo, eu não sou, mas ninguém tira isso da cabeça dele, essa barriguinha que eu tenho ele também tem, mas, mesmo assim, ele se acha super-magro".

Disse-lhe que, em síntese, tínhamos conversado sobre as suas

MARIA CLAUDIA CUNHA

características, sem compará-las ou tentar igualá-las nem às do pai nem às da mãe. Então, voltei à questão da voz, sugerindo-lhe que conversássemos um pouco mais sobre isso, visto que ao falar-me sobre esse "novo problema" ele se tinha colocado exatamente assim: comparando-se ao pai e à mãe. Que tal assumir que tinha uma voz própria, singular?

O efeito foi bastante significativo pois, após silenciar, pontificou que "eu tinha razão", porque ele ainda não tinha uma voz de homem mas, também, não de criancinha: tinha a voz de um "pré-adolescente". Ele pediu novamente o gravador, queria repetir a cena de falar e ouvir-se. Antes de ligar o aparelho, ele me disse que gravaria uma conversa "normal" entre nós. Reproduzo o diálogo:

Ele: (Olhando para a minha mão) *Ué, você usa anel de brilhantes para vir aqui?*

Eu: *É a primeira vez que você repara no meu anel?*

Ele: (Surpreso) *Mas o que é isso, uma aliança? Você vai ser roubada se continuar usando isto por aí.*

Eu: *É, o anel brilha muito mesmo.*

Ele desliga o gravador e ouve-se com naturalidade. O único comentário que faz a seguir é o de que eu tome cuidado para não ser assaltada. Pergunto-lhe o porquê de tanta preocupação comigo, e ele afirma, mais uma vez num tom bem-humorado, que eu precisaria me cuidar para poder continuar cuidando dele. Diante desse momento transferencial, disse-lhe que, com certeza, o pacto estava firmado.

Então, ele sugeriu que fizéssemos os exercícios, começando pelos "mais difíceis". A certa altura, constatando o seu esforço em sair-se bem, pedi-lhe que tentasse ficar um pouco mais relaxado. Seu corpo todo estava excessivamente tenso, em especial na realização de movimentos mais voltados para a cavidade intra-oral. Que tal se começasse a prestar atenção no corpo todo e não só na boca? Afinal "ela" também fazia parte do seu corpo.

Sua reação foi muito interessante: ele olhou seriamente para mim, afirmando que, no início da terapia, tinha chegado a pensar que a única solução possível para evitar que a língua saísse da boca seria "cortar-lhe um pedaço", mas que agora concluíra que a melhor saída seria conseguir "mandar nela".

FONOAUDIOLOGIA E PSICANÁLISE

A partir daí, a evolução do processo terapêutico foi notável. Foi possível avaliar que a propriocepção corporal ampliou-se e, junto com ela, aquilo que, antes era uma "ginástica de boca" (era assim que ele se referia aos exercícios), adquiriu também um valor simbólico. Voltarei ao tema, nas considerações finais deste capítulo. Concluindo a análise deste caso, quero explicitar como se deu a finalização do processo terapêutico.

A relação entre morfologia/funcionalidade do sistema sensório-motor oral e a articulação estava agora adequada, de forma a possibilitar o desaparecimento das distorções fonêmicas que anteriormente caracterizavam o ceceio frontal. Mas ainda permanecia uma leve alteração na oclusão, já que o processo de modificação dos hábitos posturais dos órgãos fonoarticulatórios foi "atravessado" por um fator anatômico. Estando em curso a substituição dos dentes decíduos pela dentição permanente, deu-se a erupção do segundo molar definitivo, o que implicou alguma interferência no padrão de oclusão vigente.

Nesse momento, fez-se necessária, a meu ver, uma nova consulta ao ortodontista. Expus essa idéia a meu cliente, que reagiu dizendo que não se oporia contanto que procurássemos um outro profissional que não "aquele da gravata de leões". Assim procedemos, já que sua decisão também foi respeitada pelos pais, apesar do apreço e confiança que nutriam pelo profissional em questão.

A avaliação ortodôntica foi iniciada com o profissional escolhido por ele entre as duas opções que ofereci — note-se que ele fez questão de consultar-se com ambos, antes de decidir-se. Concluída essa etapa, o encaminhamento foi o retomar a utilização de um aparelho ortodôntico adequado ao momento atual da dentição, de forma, inclusive, a favorecer a manutenção dos ganhos funcionais adquiridos no decorrer da terapia fonoaudiológica. Concordei, tecnicamente, com o procedimento após contato com *a* ortodontista.

Na sessão que se seguiu a essas providências, ele diz que precisa ter uma conversa "muito importante" comigo. Começou dizendo o quanto valorizava os nossos encontros, o quanto gostava de mim, o quanto havia melhorado com a terapia — e eu pude perceber que ele não estava se referindo apenas à "boca". Só que queria comunicar-me uma decisão que, depois, também comunicaria aos pais. A decisão era de que não iria "encher a boca de ferros nova-

136

mente" (numa alusão às experiências anteriormente vividas no uso dos aparelhos ortodônticos), pois já era capaz de "mandar na língua". Portanto, queria substituir essa intervenção ortodôntica e terapia fonoaudiológica por outras atividades, como aprender a andar a cavalo. Tinha um amigo novo com quem compartilharia isso, a despeito da discordância do pai em que o fizesse. Bemhumorado, disse-me que ainda conseguiria convencê-lo de que "odiava" jogar futebol, visto que esse era um desejo paterno justificado pela insistência em querer vê-lo "magrinho". Preferia os cavalos, e era nisso que iria investir o seu restrito tempo de lazer semanal, uma vez que os compromissos escolares eram cada vez mais intensos.

Concluindo, ele sugeriu que interrompêssemos a terapia. Queria "experimentar", embora tivesse dúvidas se iria dar certo. Queria que eu lhe desse a garantia de que, caso ele quisesse voltar, eu estaria disponível para recebê-lo. Contudo, e em síntese, queria "deixar para lá" essa pequena imperfeição que persistia na boca, e finalizou: "não estou mais preocupado em ser perfeito".

Concordei plenamente com os seus argumentos, coroados pelo último: sua fala e minha escuta estavam em absoluta sintonia. Definitivamente suas palavras diziam muito mais: "ser perfeito *à imagem e semelhança*". Despediu-se com um "eu te ligo", mas nunca precisou ligar. A mãe e o pai ligaram, separadamente — embora tivessem decidido permanecer juntos — gratos pelas minhas intervenções profissionais. E ao lembrar-me dos caminhos percorridos nesse caso, percebo ser inevitável este meu tom de *happy end*.

Como já foi anunciado, este capítulo volta-se para a questão da *especificidade* da clínica fonoaudiológica quando tentamos mapeála na fronteira com a psicanálise. Assim, a primeira consideração a ser feita é a de que essa fronteira é *móvel*, caso contrário essa tentativa será emperrada por uma espécie de *luta por latifúndios*.

O ponto de partida dessa discussão é evitar que ela se estabeleça a partir de uma negação, a saber, a de que fonoaudiologia *não é* psicanálise. Isto está posto, no nível epistemológico, pela diferenciação entre os respectivos *objetos* de ambos os campos de conhecimento.

Ao buscar as possíveis articulações entre linguagem e psiquismo, não tenho a veleidade de propor um objeto *novo*, no sen-

FONOAUDIOLOGIA E PSICANÁLISE

tido estrito. Inclusive porque essas articulações também são tematizadas no campo psicanalítico de maneira ancestral, permanecendo vivas até os dias de hoje. Tanto os textos freudianos quanto os de seus seguidores e dissidentes atestam esse fato. Nesse contexto, o dilema que se delineia no campo fonoaudiológico diz respeito, insisto, às implicações decorrentes da migração da teoria psicanalítica para o nosso método clínico. E saliento que é necessário que se desenvolva a apreensão disso no plano do *ato clínico* — que é, em última instância, a expressão do método. Feitas essas considerações, retomo as idéias de *corporalidade* e *conceitualidade*, para tomá-las como referência para uma possível "tradução", em termos da intervenção terapêutica, das reflexões teórico-clínicas até aqui desenvolvidas.

Começo pela noção de *corpo* em psicanálise para afirmar, com Ávila (1996), que o corte epistemológico operado por esse campo promoveu um afastamento do corpo organismo — objeto da biologia e da medicina — e fez nascer um corpo erógeno, foco das indagações psicanalíticas como representação e imagem, na relação *psique—soma*. Diz ele: "a psicanálise veio demonstrar que este corpo era um corpo trabalhado pelas pulsões, um corpo sexual, que existe na mente como um corpo construído".[5]

Ancorada na minha experiência clínica, espero ter deixado claro que todo o material clínico apresentado refere-se a clientes cujos sintomas na fala foram sempre tomados como tendo um valor simbólico. É esse o ponto comum a todos eles, embora a expressão desses sintomas, quanto à *corporalidade*, seja tão variada. Aliás, essa diversidade foi propositalmente selecionada, de forma a garantir o pressuposto de que a *conceitualidade*, isto é, a dimensão representacional desses sintomas, está presente em todos os casos; embora seja diferentemente construída nas respectivas subjetividades.

Com isso, procurei ilustrar que, numa clínica da linguagem assim concebida, também é possível assumir-se a idéia de que "o inconsciente dispõe de duas telas, uma psíquica e uma corporal, e em ambas pode fazer-se representar".[6]

---

[5] ÁVILA, L. A., 1996, p. 37.
[6] Idem, ibidem.

MARIA CLAUDIA CUNHA

Observe-se que, em todos os casos relatados, os clientes e/ou seus pais vinculam os sintomas de linguagem oral a queixas/ causas orgânicas (os espasmos laríngeos, as doenças gástricas na infância, os distúrbios anatômicos dos órgãos fonoarticulatórios). Entretanto, numa perspectiva psicanalítica — e aqui acho que posso estender a reflexão de Ávila, a propósito dos sintomas psicossomáticos, também para o campo fonoaudiológico — parece-me que sintomas de linguagem sempre sinalizam a existência de uma *questão subjetiva.*

Constatei, tanto no material clínico apresentado neste capítulo como nos demais, que meus clientes tinham todos um outro ponto em comum: a tendência em *ignorar* essas questões subjetivas, quer no plano psíquico quer no sensorial e perceptivo.

Sendo assim, minhas intervenções terapêuticas visaram o que chamarei de uma *dupla especificidade fonoaudiológica,* constituída em dois planos não hierárquicos e indissociáveis:

1. A tradução dos sintomas da fala numa esfera *psíquica,* de tal forma que eles pudessem vir a ser enunciados numa outra linguagem, que não apenas a corporal. Esse é o fundamento da cura *da* fala *pela* fala, tecnicamente expresso pelo investimento na *atividade dialógica* — núcleo central da clínica fonoaudiológica — por uma relação terapêutica que requer *escuta* e a consideração dos conteúdos *transferenciais* nela emergentes.

2. A intervenção *corporal,* por meio dos recursos técnicos tradicionalmente disponíveis no método fonoaudiológico. E aqui temos um aspecto essencial, que chamarei dos *valores simbólicos* que podem vir a ser atribuídos pelos clientes a esses recursos. Parece-me ser possível, dependendo das condições oferecidas pelo enquadre terapêutico, que os chamados "exercícios fonoaudiológicos" possam constituir-se numa via peculiar de acesso ao inconsciente, que não exclusivamente aquela instituída pela psicanálise, isto é, a linguagem verbal-oral.[7] Saliento, também, a compatibilidade que, nessa perspectiva, é desejável que se estabeleça entre esses valores simbólicos e as transformações necessárias do

---

[7.] Observe-se que, em todos os casos analisados, foram utilizadas técnicas fonoaudiológicas específicas, e elas sempre desencadearam uma rearticulação na representação dos sintomas.

FONOAUDIOLOGIA E PSICANÁLISE

aparato biológico da linguagem — e com isso quero chamar a atenção para a importância inegável em se considerar/compreender também a natureza e a expressão *orgânica* dos sintomas. Portanto, essa dupla especificidade fonoaudiológica supõe a noção freudiana de que o *simbolismo* se estabelece a partir de uma relação constante entre conteúdos manifestos e suas traduções (os sonhos, os sintomas e demais produções do inconsciente são exemplo disso).

Entretanto, não exclui o fato de que os sintomas (no caso, os da fala) podem e precisam ser organicamente localizáveis, demandando intervenções fonoaudiológicas específicas nesse nível. Da articulação entre essas duas instâncias surge também uma questão essencial: a diferenciação que se estabelece, ainda em termos orgânicos, quando esses sintomas estão associados a fatores *lesionais* (do ponto de vista anatômico) ou quando isso se dá somente no nível *funcional*. Na primeira categoria teríamos, por exemplo, a surdez ou a afasia; na segunda, os chamados distúrbios articulatórios funcionais ou a gagueira. Essa diferenciação, sem dúvida, implica variações quanto à constituição do corpo, em si mesmo e como representação; contudo, isso não me parece ser um fator suficientemente forte para descaracterizar a minha proposta de intervenção terapêutica.

Faço essa ressalva, mais uma vez, para evitar que as observações apresentadas possam vir a estimular um conflito, a meu ver anacrônico, entre os fonoaudiólogos "adeptos do corpo" e os "adeptos da mente". Será mesmo necessário que se "esvazie" um surdo de seu aparelho psíquico de forma a garantir que ele não relute em "adaptar-se" ao uso de um aparelho de amplificação sonora? Será preciso "esquecer" que a criança com um retardo de aquisição de linguagem de natureza interacional tem "boca", de maneira a ater-se exclusivamente às suas possibilidades de acesso ao discurso? Os exemplos são um tanto caricatos, eu sei, mas habitam o imaginário fonoaudiológico: de um lado no que se refere à busca da eficiência terapêutica, do outro, à rígida fidelidade a princípios epistemológicos (a despeito do fato e do ato clínicos).

Concluo este capítulo apontando para um campo minado na fronteira entre a fonoaudiologia e a psicanálise: podemos, enfim,

MARIA CLAUDIA CUNHA

falar em *interpretações fonoaudiológicas*? Espero ter demonstrado que sim, e sugiro uma definição para tal: a *interpretação fonoaudiológica psicanalítica* constitui-se numa modalidade de intervenção que possibilita ao cliente ascender à linguagem oral a partir da articulação entre representações simbólicas corporais *e* conteúdos psíquicos inconscientes.

Capítulo VI

Considerações Temporariamente Finais

sobre a impossibilidade de uma fonoaudiologia de vanguarda e de um método clínico hegemônico, entre outras ponderações

*Feliz é o que tem a sorte de
chegar por último, pois ao colocar
sua pedra fica rematada a abóbada.*

Hegel

Delineado o território, a primeira das considerações que me ocorre é a de fazer um convite aos meus colegas fonoaudiólogos para partilharem da sua futura exploração, o que pode vir a implicar na revisão de seus limites e em novas descobertas a respeito da sua configuração. Para tal, nesta seção vou construir uma espécie de bússola imaginária, através de algumas reflexões que me parecem importantes para o desenvolvimento do processo de aproximação entre os campos fonoaudiológico e psicanalítico.

Começo por sugerir que esse movimento, de caráter tipicamente contemporâneo, resista a assumir uma perspectiva de vanguarda, no sentido do pioneirismo. Como tentei demonstrar no capítulo I, é preciso considerar que qualquer movimento de idéias não pode ser indiferente ao contexto em que se origina, não pode antecipar-se a ele.

Observa-se, atualmente, o crescente interesse dos fonoaudió-

FONOAUDIOLOGIA E PSICANÁLISE

logos brasileiros em aventurar-se pela Psicanálise, com vistas a ampliar seu universo teórico quanto à compreensão do psiquismo humano, valendo-se desse conhecimento para rever / aprimorar suas práticas clínicas. Esse momento, ainda um tanto especulativo, precisa orientar-se, a meu ver, pela noção de que os resultados desse investimento deverão refletir as transformações que, através dele, possam vir a ser operadas na configuração teórico-metodológica do campo fonoaudiológico.

Sendo assim, elimina-se qualquer compromisso com a antecipação do futuro: quer pela busca de aplicabilidade direta e imediata dos conceitos psicanalíticos na clínica (o que reeditaria o questionável modo de aproximação com outras áreas como a Medicina e a Lingüística) quer pela desconsideração de que será necessário um tempo histórico que permita aos fonoaudiólogos aprofundarem os seus conhecimentos em Psicanálise. Neste último caso, indissociável do primeiro, é importante lembrar que, de forma genérica na área, estamos atualmente ainda numa fase de aquisição, mais que de aprofundamento.

Acho que, hoje, já começamos a nos dar conta de que o proselitismo de outrora, como aquele verificado na forma de aproximação da Fonoaudiologia com a Lingüística dos anos 80,[1] só pode ser superado por uma efetiva mudança de *mentalidade*. Isto é, pela que se origina da noção de que o material clínico se impõe como base para as teorizações e, sistematicamente, permanece resistindo a elas – daí a possibilidade de que novas formulações teóricas se desenvolvam.

É a partir dessa mentalidade que devem ser feitas as possíveis articulações entre Fonoaudiologia e Psicanálise, agora visando a relação entre psiquismo e linguagem. Com isso, quero reafirmar a impossibilidade de um método clínico hegemônico, na medida em que considero que, tal e qual as demais referências teóricas que migraram para o nosso campo, a teoria psicanalítica também permanecerá aqui convivendo com os seus contrá-

---

[1] Em que a possibilidade de mudança da concepção de linguagem até então vigente no campo fonoaudiológico extrapolou de suas indiscutíveis vantagens em termos epistemológicos para, em dado momento, promover um hermetismo teórico paralisante.

MARIA CLAUDIA CUNHA

rios. Portanto, se tivermos a clareza de que o conhecimento também evolui pelo contínuo desenvolvimento desses contrários, com certeza a teoria psicanalítica poderá vir a promover a conciliação entre *algumas das vertentes* que compõem a pluralidade desse método, de forma a transformar a nossa prática clínica e ampliar o universo das nossas formulações teóricas. Sem dogmatismos e/ou "vanguardismos".

Feitas essas considerações iniciais, passo a analisar mais alguns componentes que considero indispensáveis para a elaboração da já citada ficção de bússola.

Em primeiro lugar, enfatizo que uma terapia fonoaudiológica que leve em conta princípios psicanalíticos não se constitui numa "anti, pré ou pós análise". Além de discutir teoricamente esse aspecto, é interessante abordá-lo também empiricamente. Da minha atividade como terapeuta, recorto os pelo menos últimos dez anos, por considerar ser este o período em que as influências da Psicanálise mais se fizeram presentes no meu trabalho clínico. Constato que, durante esse tempo, que atravessa os dias de hoje, atendi vários tipos de clientes: os que permaneciam fazendo análise simultaneamente à terapia fonoaudiológica, os que já haviam feito, os que fizeram posteriormente e os que jamais passaram por tal experiência.

Em termos quantitativos, embora não rigorosamente estatísticos, percebo que a maioria deles pertence à última categoria, a saber, nunca foram analisados ou demonstraram interesse em vir a fazê-lo. Os analisados e futuros analisandos praticamente se eqüivalem como tendência, contudo, bastante inferior à primeira. E tive somente uma experiência com o trabalho de atendimento simultâneo. É esse panorama que considero interessante analisar.

Nesse universo de clientes, fazer ou não fazer análise sempre me pareceu, em síntese, vinculado a uma decisão de cada um deles – movida por motivações individuais e/ou familiares. Sendo assim, o que quero com isso enfatizar é que a presença ou ausência desse tipo de *demanda* tem um caráter individual, isto é, não pode "ser criada externamente", ou seja, apenas por sugestão de um profissional que presta serviços a esse indivíduo.

Observo, inclusive, não só através da minha experiência, mas também pelo contato com a de outros profissionais da área, que

FONOAUDIOLOGIA E PSICANÁLISE

nessas circunstâncias - a do tal *encaminhamento* - a tendência é a de que o cliente acabe por não acatá-lo. E acho que seria inadequadamente simplista reduzir, de forma generalizada, a mecanismos de defesa ou a resistências, tanto a recusa de alguém em iniciar quanto em querer abandonar um processo de análise. Além disso, a despeito da minha condição de entusiasta estudante da Psicanálise e de analisanda convicta, permaneço tentando cultivar uma certa desidealização necessária para que se possa acreditar que existe vida inteligente, e feliz, "fora do divã". Assim, o ponto fundamental dessa discussão é buscar compreender *porque*, na tentativa de livrar-se de algumas formas de sofrimento, um indivíduo procura um analista (ou mesmo outras formas de psicoterapia) *ou* um fonoaudiólogo, partindo do princípio de que essa foi uma decisão/solução vislumbrada por ele (cliente), e não por nós, profissionais.[2]

Como já me referi no capítulo anterior, essa questão não deve ser configurada como uma *luta por latifúndios*, sob pena de paralisar-se cientificamente e/ou concentrar-se apenas em compromissos éticos.

Sendo assim, permanecendo na exploração do território sugerido, passo a fazer algumas considerações no plano conceitual mais estrito. E elas visam uma sistematização final da abordagem proposta, naquilo que considero como seus elementos norteadores essenciais.

Pois bem: quais seriam as diferenças básicas, embora não exclusivas, a serem experimentadas pelo par terapêutico num processo de análise (A) *versus* numa terapia fonoaudiológica de inspiração psicanalítica (TF)?

Em A temos a *fala* como *reveladora* das produções do Inconsciente (Ics), em TF temos a fala *marcada* pelo Ics. Logo, em A a fala é um meio para que se atinja o Ics - o "fim", isto é, o objeto psicanalítico. Em TF a fala é o fim em si, mas os conteúdos inconscien-

---

[2] Neste sentido, a minha experiência clínica, particularmente no atendimento de clientes que apresentam sintomas de gagueira (a meu ver, tipicamente produzidos na fronteira pulsional corpo/mente), tem me revelado a absoluta impossibilidade em que se estabeleçam "regras" tanto quanto aos critérios que orientam as escolhas feitas pelos pacientes, quanto em relação à maior ou menor eficácia dos resultados terapêuticos obtidos através de um ou outro tipo de trabalho.

MARIA CLAUDIA CUNHA

tes são um meio através do qual é possível interpretar os sintomas que se manifestam ("deturpam") na fala. Sendo assim, a despeito da diferença entre os objetos Psicanalítico e Fonoaudiológico, em TF também pode vir a se dar a revelação de conteúdos inconscientes. Acredito ter demonstrado essa possibilidade através do material clínico que apresentei. Mas a que Ics estou me referindo na dimensão da TF? Evidentemente que com essa indagação não estou me arvorando a reivindicar para o campo fonoaudiológico uma nova conceituação de Ics! Contudo, gostaria de introduzi-lo também na perspectiva definida por Herrmann como sendo a do "inconsciente relativo, a saber: cada vez que nos pomos em ação para estudar um conjunto de significações humanas psicanaliticamente, gera-se um inconsciente relativo que tem, que comporta um saber transferencial do estudioso em relação ao objeto estudado " (grifo meu).[3]

Com isso, quero argumentar que os fenômenos inconscientes não são exclusivos da Psicanálise e, por extensão, as noções de interpretação e de transferência. Mas o mesmo não ocorre com a *neurose de tranferência*, "propriedade" inequívoca do campo psicanalítico. Vejamos as implicações dessas afirmações para o campo fonoaudiológico.

Quando as manifestações transferenciais constituem-se em torno da *relação do cliente com o analista* temos a neurose de tranferência, uma noção introduzida por Freud em *Recordar, Repetir e Elaborar*. A propósito dessa forma de neurose, diz ele: "a transferência cria, assim, uma região intermediária entre a doença e a vida real, através da qual a transição de uma para a outra é efetuada. A nova condição assumiu todas as características da doença, mas representa uma doença artificial, que é, em todos os pontos, acessível à nossa intervenção." (grifo meu).[4]

Assim, é *na* relação cliente/analista que o primeiro *repete* os seus conflitos infantis, o que na ótica freudiana constitui-se em elemento positivo que favorece a evolução do tratamento, na medida em que a passagem da neurose clínica para a neurose de transferência possibilita a elucidação da neurose infantil. Temos,

---

[4] FREUD, S., op. cit, *ESB*, vol. XII, pg. 201.
[3] *In* SILVA, M. E. L. - org. (1993), pg. 138.

FONOAUDIOLOGIA E PSICANÁLISE

assim, a *erogenização* característica do vínculo terapêutico nos processos analíticos, em que a triangulação que se estabelece é entre analista/cliente/Édipo.

É nesse contexto que, quanto ao método, as intervenções analíticas incidem sobre o psiquismo, e jamais diretamente sobre o corpo, reorganizando os conteúdos transferenciais através da relação analítica – uma espécie de catalizador, de pára-raios dos conflitos ancestrais do indivíduo. Assim, o analista trabalha *na*, mas essencialmente *a* transferência, de forma a construir suas interpretações.

Analisemos agora o que se passa numa terapia fonoaudiológica, na abordagem que está aqui sendo proposta.

O terapeuta é também um catalizador dos conflitos que vinculam-se a conteúdos inconscientes. Essa afirmação sustenta-se, metapsicologicamente, nas noções de funcionamento do aparelho psíquico e do caráter pulsional dos sintomas, como já foi discutido no capítulo III.

Quanto à questão transferencial, ela necessita ser tomada a partir da perspectiva freudiana, assim sintetizada por Birman e Niceas: "a transferência é um fenômeno universal, existente em todos os espaços da subjetividade, como uma expressão da estrutura pulsional do sujeito; a neurose de transferência é uma figura típica do espaço analítico, **metodicamente** constituída para permitir a simbolização da repetição".[5]

Assim, o fonoaudiólogo não interpreta *a* transferência, mas apenas *na* transferência, buscando que o paciente elabore o seu sintoma, isto é, *conscientize-se* dele. E, com esta afirmação, quero enfatizar que o terapeuta não deve trabalhar *apesar* da transferência, como me parece típico na clínica fonoaudiológica tradicional.

O estabelecimento das relações entre a construção do sintoma e a história de vida singular constitui-se na intervenção no plano psíquico, e a abordagem específica do sintoma configura a intervenção no plano corporal. Foi a relação entre essas duas dimensões sintomáticas que, no capítulo anterior, nomeei como sendo a da articulação entre *conceitualidade* e *corporalidade*.

---

[5] BIRMAN, J. e NICEAS, C.A. (1993), pg. 32.

MARIA CLAUDIA CUNHA

A possibilidade da intervenção técnica fonoaudiológica incidir diretamente sobre o corpo é garantida exatamente pelo caráter da relação terapêutica; isto é, um vínculo que, diferentemente do que se dá no par analítico, não é constituído como objeto de trabalho, como é o caso da neurose de tranferência.

Assim, para ilustrar essa idéia, retomo a fala de um dos clientes estudados neste trabalho, exatamente na fase em que o processo terapêutico estava sendo finalizado. Dizia ele, como forma de expressar o sentimento de que estava "curado": *agora sou eu que mando na minha língua*. E esse enunciado tanto revela as transformações operadas em termos das representações corporais quanto das psíquicas.

Dito isso, minhas considerações finais dizem respeito aos "tipos" de fonoaudiólogos e de clientes que, a meu ver, teriam afinidade com a abordagem proposta aqui. Saliento, contudo, que com isto não tenho a intenção de promover o sectarismo mas, pelo contrário, estimular a ampliação dos limites dessa discussão, a partir daquela que me parece ser a configuração *atual* do campo fonoaudiológico. E serei breve, já que minhas ponderações a esse respeito são mesmo preliminares; talvez possam até sugerir "outras teses".

Em primeiro lugar, reafirmaria que, nessa perspectiva terapêutica, é absolutamente indispensável – sob pena de "desmontá-la" de pronto – que se considere a existência, e se investigue cuidadosamente, os conteúdos latentes que subjazem às queixas manifestas pelos clientes. Para tal, é preciso que eles nos concedam essa autorização. Evidentemente, não estou me referindo a uma autorização formal e explícita, mas chamando a atenção para o fato de que esta "tarefa" terapêutica será fatalmente atravessada por defesas, resistências, desejos e investimento psíquico.

Nesse sentido, é necessário que o terapeuta reconheça, abrindo mão de qualquer conduta onipotente, que nem sempre ele disporá de recursos teórico-metodológicos para lidar adequadamente com algumas das modalidades singulares dessas manifestações.

Com isso, não quero estimular o espírito demissionário com o qual, tantas vezes, os fonoaudiólogos abordam as questões "psi", recorrendo aos profissionais dessa área como se fossem eles uma espécie de "pronto socorro", no qual seriam sanados os obstácu-

FONOAUDIOLOGIA E PSICANÁLISE

los que se interpõem/impedem as intervenções fonoaudiológicas específicas. Ao contrário, considero que esses "obstáculos" devem ser a motivação para o trabalho científico e um alerta para a busca de aprimoramento da formação profissional.

E aí temos alguns aspectos que já se pode vislumbrar, atualmente, como possíveis soluções a serem experimentadas. Quero me referir, especificamente, a dois pontos básicos. O primeiro diz respeito aos currículos de graduação e pós graduação na área, tradicionalmente carentes de conteúdos relativos ao campo psicanalítico. É preciso deixar bem claro que não basta inspirar-se ou simpatizar-se com a Psicanálise para adotá-la como referência teórica para o método clínico. Para tal, enfaticamente, afirmo que *é necessário estudar Psicanálise*.

O outro ponto é relativo à *competência terapêutica*, a qual não decorre – natural e obrigatoriamente – da consistência teórica, embora dela não prescinda. E aí estou me referindo, tanto a partir das minhas vivências como terapeuta como daquelas como supervisora de alunos e de profissionais, especialmente às questões *contratransferenciais* inerentes à atuação clínica.

Acredito, cada vez mais, que para adotar a perspectiva psicanalítica no seu trabalho, e considerando as implicações disso na prática, é preciso que o fonoaudiólogo-terapeuta se comprometa também com o seu processo de auto conhecimento.

Diferentemente da formação do analista, em que as atividades de supervisão e análise pessoal constituem-se em pré requisito para a legitimização profissional, não estou propondo que o mesmo se estabeleça generalizadamente para os fonoaudiólogos. Contudo, acredito que as reflexões apresentadas neste trabalho me permitam sugerir que a redução de manifestações contratransferenciais – o que é favorecido essencialmente pela análise pessoal – torna-se um imperativo para o "profissional da linguagem", quando ele acredita na forma de comunicação mais autenticamente psicanalítica: *de inconsciente para inconsciente*.

Não poderia finalizar sem apontar para uma limitação. Insisti, o tempo todo, que a clínica foi o lugar da gênese teórica desta obra. Entretanto, não considero que a proposta terapêutica apresentada dê conta da total amplitude dos casos atendidos na clínica fonoaudiológica, e essa não era mesmo a minha pretensão

MARIA CLAUDIA CUNHA

ao formulá-la. Estou me referindo, especificamente, à ampla categoria na qual se incluem, por exemplo, alguns tipos de psicóticos ou dos chamados *borderlines*. Aí teríamos aqueles indivíduos que encontram dificuldades já em se constituírem enquanto subjetividade e que, em decorrência disso, ainda estão buscando acesso à linguagem sem sucesso.

Considero ser esse um problema que merece maior investigação a partir, inclusive, de outras tendências teóricas advindas da psicanálise freudiana – que aqui foi o meu ponto de partida e também de chegada.

Ocorre que, estando eu às voltas com a quase inevitável sensação que, geralmente, as pessoas experimentam ao dar por concluída uma produção intelectual – isto é, a de que "está faltando alguma coisa" –, tomei contato com um caso que me foi trazido para supervisão.

Trata-se de um menino de dez anos, portador da Síndrome de Down, e que teve um processo de aquisição e desenvolvimento de linguagem oral perturbado, inicialmente, por um retardo de aquisição de linguagem, seguido do aparecimento de sintomas na fala – no nível fonêmico/fonológico e na elaboração discursiva de forma geral. Esses sintomas foram sendo superados gradativamente e, embora ainda se manifestem em menor grau, não o impediram de constituir-se num interlocutor oral: sua comunicação se dá pela fala e, com o apoio do contexto interacional, comunica-se eficientemente assim. Trata-se de um caso cuja evolução foi significativa, e cujo desempenho quanto à fala foi considerado satisfatório a ponto da terapia fonoaudiológica, iniciada logo no primeiro ano de vida, ter sido interrompida há alguns anos.

Pois bem, de uns tempos para cá, o tal menino começou a apresentar sintomas de gagueira, o que levou seus pais a retomarem o tratamento. Mas, nas palavras da mãe, ela queria alguém que não fizesse "só exercícios, porque isso ele já tinha feito demais". Na avaliação fonoaudiológica inicial, ficou claro não tratar-se de problemas de fluência aos quais se pudesse atribuir relação com fatores orgânicos de natureza lesional, típicos dos casos de síndromes genéticas dessa natureza.

No momento, estamos, sua terapeuta e eu, absolutamente instigadas pelos conteúdos psíquicos – repletos de conflitos em

FONOAUDIOLOGIA E PSICANÁLISE

relação à sexualidade – que aparecem nas sessões, na medida em que ele manifesta este novo sintoma. É como se o seu aparelho psíquico "reclamasse" por maior atenção, já que, historicamente, sua doença orgânica sempre foi priorizada como foco das preocupações familiares e das intervenções clínicas.

Meu primeiro ímpeto foi o de "capturá-lo" para este texto. Mas essa é uma estória que fica para uma outra vez, espero que contada pela sua terapeuta – colega fonoaudióloga, também "contaminada" pela Psicanálise. Afinal, é preciso continuar construindo a abóbada.

BIBLIOGRAFIA

ARANTES, L.M.G. (1992) "Fonoaudiologia e Interacionismo: resolvendo equívocos". Texto inédito.

_____ (1994) "O fonoaudiólogo, este aprendiz de feiticeiro", In Maria Francisca Lier-De Vitto (org.) _Fonoaudiologia: No Sentido da Linguagem_ , SP, Cortez.

ÁVILA, L.A. (1996) _Doenças Do Corpo e Doenças Da Alma - investigação psicossomática e psicanalítica_ , SP, Escuta.

BARTHES, R. (1984) _O Rumor da Língua_, SP, Brasiliense.

BEHLAU, M. e PONTES, P.A.L. (1995) " A Evolução Do Conceito De Disfonia Espástica", In Léslie Piccolotto Ferreira (org.) _Um Pouco de Nós Sobre Voz_ , SP, Pró Fono Ed.

BENVENISTE, E. (1976) "Tendências recentes em lingüística geral", _Problemas de Lingüística Geral_, SP, Cia. Ed. Nacional / Ed. da Universidade de São Paulo, pp. 3 :18.

_____ "Observações sobre a função da linguagem na descoberta freudiana" _Problemas de Lingüística Geral_, SP, Cia Ed. Nacional/ Ed. da Universidade de São Paulo, pp.81: 94.

BERBERIAN, A. P. (1995) _Fonoaudiologia e Educação_ , SP, Plexus Ed.

BERNARDI, R. (1977) "Representacion de Palabra Y Representacion de Cosa en la concepcion freudiana del inconsciente", _Revista a la EPU_, Montevideo, pp.111:124.

BION, W.R. (1988) _Estudos Psicanalíticos Revisados_, RJ, Imago.

BRANDÃO, H. H. N (1995) _Introdução à análise do discurso_, Campinas, Ed. UNICAMP.

CHOMSKY, N (1957) _Sintatic structures_, Mouton, Haya. ·

_____ (1965) _Aspects of the theory of syntax_, Cambridge, Mass, The MIT Press.

_____ (1971) _Linguagem e Pensamento_, RJ, Ed. Vozes.

CLAVREUL, J. (1983) _A Ordem Médica: Poder e Impotência do Discurso Médico_, SP, Brasiliense.

COUDRY, M.I. (1986) "Diário de Narciso - Avaliação e acompanhamento longitudinal de linguagem em sujeitos afásicos, de uma perspectiva discursiva", tese de doutorado, Departamento de Lingüística, Campinas, UNICAMP.

FONOAUDIOLOGIA E PSICANÁLISE

CUNHA, M. C. (1986) " O Normal e o Patológico em Distúrbios da Comunicação", dissertação de Mestrado, Programa de Pós Graduação em Distúrbios da Comunicação, PUCSP.

_____ (1989) "Concepções Clínicas em Fonoaudiologia: relação com a Medicina e a Psicanálise ou será que só é possível filosofar em alemão? ", *Revista Distúrbios da Comunicação*, vol. 3, nº 1, SP, EDUC, pp.95:102.

_____ (1997) " Fonoaudiologia e Psicanálise: a fronteira como território", tese de doutorado, Programa de Pós Graduação em Psicologia Clínica, PUCSP.

_____ e GOMES, R.E.O. (1996) "Fonoaudiologia e Psicanálise: uma reflexão sobre a gagueira e o inconsciente", *In* Maria Consuêlo Passos (org.) *Fonoaudiologia: recriando seus sentidos*, SP, Plexus Ed.

DE LEMOS, C.T.G. (1982) "Sobre Aquisição de Linguagem e Seu Dilema (Pecado) Original", *Boletim da Abralim*, vol. 3, SP, pp.97:123.

_____ (1983) "A sintaxe no espelho", *Cadernos de Estudos Lingüísticos*, vol. 10, Campinas, UNICAMP, pp. 5 -15.

_____ (1986) "Interacionismo e Aquisição de Linguagem". *Revista de Documentação de Estudos em Lingüística Teórica e Aplicada,*, vol. 2, nº 2, SP, pp. 231:248.

DIATKINE, R. (1993) *Psicose e Mudança* , SP, Casa do Psicólogo.

DOLTO, F.(1977) "A Propósito da Função Simbólica das Palavras", *No Jogo do Desejo* ، RJ, Zahar.

DUCROT, O. (1971) *Estruturalismo e Lingüística* , SP, Cultrix.

FIGUEIRA, S. A., (org.) (1988)/A *Efeito Psi/ A Influência da Psicanálise*, RJ, Campus.

_____ (1988)/B "O Problemático Prestígio da Interpretação", *IDE*, nº 16, publicação da Sociedade Brasileira de Psicanálise de SP.

FONSECA, V. R. M. (1996) " Psicanálise e Linguagem: relato de um caso clínico", *in Distúrbios da Comunicação*, vol. 8, nº 1, SP, EDUC, pp. 11:21.

FORRESTER, J. (1989) *El lenguaje y los orígenes del psicoanálisis*، México, Fondo de Cultura Económica.

FREUD, A. (1984) "Evaluacion de casos fronterizos", *Neurosis y Sintomatologia en la Infancia*, Barcelona, Paidós, pp 129:138.

FREUD, S. (1895) "Projeto para uma Psicologia Científica", *Edição Standard Brasileira das Obras Completas de Sigmund Freud*، vol. I, RJ, Imago, 1980.

_____ (1896) "Considerações teóricas (Breuer)", *in op. cit.,* vol. II.

_____ (1896) "Novos comentários sobre as neuropsicoses de defesa", *in op. cit.,* vol.III.

_____ (1900) "A interpretação dos sonhos ", *in op. cit.,* vols. IV e V.

MARIA CLAUDIA CUNHA

_____ (1901/1905) "Um Caso de Histeria e Três Ensaios sobre a Sexualidade", *in op. cit.*, vol. VII.

_____ (1906-1908) "Algumas Observações Sobre Ataques Histéricos" e "Caráter e Erotismo Anal", *in op. cit.*, vol. IX.

_____ (1909) "Análise de Uma Fobia em Um Menino de Cinco Anos", *in op. cit.*, vol. X.

_____ (1912)"A Dinâmica da Transferência", *in op. cit.*, vol. XII.

_____ (1913) "A Disposição à Neurose Obsessiva", *in op. cit.*, vol. XII.

_____ (1914) "Observações sobre o Amor Transferencial", *in op. cit.*, vol. XII.

_____ (1914) "Recordar, repetir e elaborar (Nova recomendações sobre a técnica da psicanálise II)", *in op. cit.*, vol.XII.

_____ (1914) " Sobre o narcisimo: uma introdução", *in op. cit.*, vol. XIV.

_____ (1915) "Repressão", "O Inconsciente" , " Luto e Melancolia " e "Um Caso de Paranóia Que Contraria a Teoria Psicanalítica da Doença", *in op. cit.*, vol. XIV.

_____ (1916) "Parapraxias", *in op. cit.*, vol. XV.

_____ (1920) "Além do Princípio do Prazer", *in op. cit.*, vol. XVIII.

_____ (1924) "Neurose e Psicose" e "A Perda da Realidade na Neurose e na Psicose", *in op. cit.*, vol. XIX.

_____ (1926[1925]) "Inibições, Sintomas e Ansiedade", *in op. cit.*, vol. XX.

_____ (1930[1929]) "Fetichismo", *in op. cit.*, vol. XXI.

_____ (1937) "Construção em Análise", *in op. cit.*, vol. XXIII.

_____ (1937) "Análise terminável e interminável", *in op. cit.*, vol. XXIII.

_____ (1938) "Esboço de Psicanálise", *in op. cit.*, vol. XXIII.

GILLIÉRON, E. (1986) *As Psicoterapias Breves* , RJ, Zahar Ed.

GOMES, R. E. O. (1991) " O Segredo (d)enunciado: uma reflexão sobre a gagueira na criança ", dissertação de Mestrado, PUCCAMP.

_____ (1995) "Gagueira e Identificação Sexual : Reflexões Teórico-Clínicas" . Texto inédito.

GARCIA-ROZA, L.A. (1988) *FREUD e o inconsciente*, RJ, Jorge Zahar Ed.

GRANGER, G.-G (1994) *A Ciência e as Ciências*, São Paulo, Ed. UNESP.

GREEN,A. (1990) *Conferências Brasileiras de André Green: Metapsicologia dos Limites*, RJ, Imago.

_____ (1995) *El lenguaje en el psicoanálisis*, Buenos Aires, Amorrortu Editores.

HERMANN, F. (1991) *Andaimes do Real - livro 1: O Método da Psicanálise*, SP, Brasiliense.

HORNSTEIN, L. (1989) *Introdução à psicanálise*, SP, Escuta.

FONOAUDIOLOGIA E PSICANÁLISE

JAKOBSON, R. (1975) "Dois Aspectos de Linguagem e Dois Tipos de Afasia", *Linguística e Comunicação*, SP, Cultrix.

JERUSALINSKY, A. e outros (1988) *Psicanálise e desenvolvimento infantil: um enfoque transdisciplinar*, PA, Artes Médicas.

KHAN, M. M. R. (1991) *Quando a Primavera Chegar: despertares em psicanálise clínica*, SP, Escuta.

KLEIN, M. (1981) *Psicanálise da Criança*, SP, Mestre Jou.

LACAN, J (1979) *O Seminário - livro 1: Os escritos Técnicos de Freud*, RJ, Zahar.

LAPEYRE, M. (1996) *Clinique freudienne - Cinq leçons*, Paris, Ed. Economica.

LAPLANCHE, J. e PONTALIS, J.-B. (1986) *Vocabulário de Psicanálise*, SP, Martins Fontes.

LEITE, N. (1994) *Psicanálise e análise do discurso: o acontecimento na estrutura*, RJ, Campo Matêmico.

LIER, M.F. (1983) "A constituição do interlocutor vocal", dissertação de mestrado, UNICAMP.

LIER-DE VITTO, M.F. (org.)(1994) "Aquisição de linguagem, distúrbios de linguagem e psiquismo: um estudo de caso", *Fonoaudiologia: no sentido da linguagem*, SP, Cortez.

_____ (1995) "Novas Contribuições da Lingüística para a Fonoaudiologia", *Revista de Distúrbios da Comunicação*, vol.7, nº 2, SP, EDUC, pp. 163 :171.

MAIA, E.A.M. (1985) "A dialética da gênese e do empréstimo na constituição da psicolingüística", *DELTA* , vol. 1, SP, EDUC, pp. 95:106.

MANNONI, M. (1980) *A Criança, sua Doença e os Outros*, SP, Campus.

MEYER, L. (1988) "O Método", *Correio da FEPAL*, pp. 37:51.

MEZAN, R. (1988) "A querela das interpretações", *A Vingança da Esfinge - Ensaios de Psicanálise*, SP, Brasiliense, pp. 61:74.

_____ (1993) " Cada disciplina com seu objeto", *Jornal Folha de São Paulo*, Suplemento MAIS! de 21 de novembro.

_____ (1991) "O Corvo e a Raposa: ainda nos bastidores da sessão...", *Rev. Bras. de Psicanálise*, vol. XXV, nº 4, SP.

NETO, L. E. F. (1988) "O Início da Prática Fonoaudiológica na Cidade de São Paulo: Seus Determinantes Históricos e Sociais", dissertação de mestrado, Programa de Distúrbios da Comunicação, PUC/SP.

ORLANDI, E.P.(1983) *A Linguagem e seu Funcionamento: as Formas do Discurso*, SP, Brasiliense.

MARIA CLAUDIA CUNHA

_____ (1986) *O que é Lingüística,* SP, Brasiliense.
_____ (1992) *As Formas do Silêncio: no Movimento dos Sentidos,* Campinas/ SP, Ed. UNICAMP.
PALLADINO, R. R. (1986) "Reflexões sobre a investigação de linguagem em crianças pequenas", *Revista de Distúrbios da Comunicação,* vol. 1, nº1, SP, EDUC, pp. 1 :11.
_____ (1990) " A cena clínica: leituras possíveis". Texto inédito.
_____ (1992) "Linguagem e Processos Clínicos". Texto inédito.
PEREIRA, M. L. D' (1990) *Da Angústia ou de Quando Indicar Análise a Uma Criança,* SP, EDUC/ Cortez & PR/ UFPR.
PINHO, S.R. (1995) "Disfonia Espástica", *In* Léslie Piccolotto Ferreira (org.) *Um Pouco De Nós Sobre Voz ,* Carapicuiba - SP, Pró Fono Deptº Editorial.
PRIZANT, B. e outros (1990) "Comunication Disorders and Emocional Behavioral Disorders in Children and Adolescents American Speech-Language-Hearing Association" , *Journal of Speech and Hearing Disorders,* Vol 55, nº 2, may, EUA.
PSICANÁLISE E UNIVERSIDADE, publicação do Núcleo de Pesquisas em Psicanálise do Programa de Pós Graduação em Psicologia Clínica, PUCSP, "Atas do 1º e 2º Encontro de Pesquisa Acadêmica em Psicanálise", nº 1 (fev. 1994) e nº 2 (março de 1994).
_____ trabalhos apresentados no evento "Psicanálise e Universidade: Revisitando Saussure", nº 3 (ag. 95).
REZENDE, A. M. de (1987) "Psicanálise e Filosofia das Ciências: A questão da verdade", *IDE,* nº 14, SP.
RONCADA, A. M. G. A. (1993) *Fonoaudiologia e Psicanálise Lado a Lado,* SP, Pró-Fono Ed.
SAUSSURE, F. de (1916) *Curso de Lingüística Geral,* SP, Cultrix,1972.
SEGAL, H. (1975) *Introdução à obra de Melanie Klein ,* RJ, Imago.
SILVA, M.E.L. (1991) "O Sonho É Um Despertar Que Começa". Texto inédito.
_____ (1993) "O Aparelho Psíquico: A Importância De Uma Conceituação". Texto inédito.
_____ (org.)(1993) *Investigação e Psicanálise,* Campinas-SP, Papirus.
_____ (1995) "Pane no aparelho psíquico ou aparelhos psíquicos alternativos?". Texto inédito / Introdução ao projeto de pesquisa de mesmo título, desenvolvido no LEAP-Laboratório de Estudos do Aparelho Psíquico do Programa de Estudos Pós Graduados em Psicologia Clínica da PUC-SP.
SPRITZER, S.(1989) "Para Uma Abordagem Psicanalítica dos Distúrbios da Comunicação", dissertação de Mestrado, Programa de Pós Graduação em Distúrbios da Comunicação, PUC-SP.

FONOAUDIOLOGIA E PSICANÁLISE

TASSINARI, M. I. (1995) "Relação Terapêutica na clínica de linguagem: o País de Alice nas Vizinhanças da Teoria Psicanalítica, dissertação de Mestrado em Psicologia da Educação. PUC-SP

VIDERMAN, S. (1990) *A Construção do Espaço Analítico*, SP, Escuta.

VIOLA, I. C. (1995) "Atuação Terapêutica E Análise De Um Caso De Disfonia Espástica", *In* Léslie Piccolotto Ferreira (org.) *Um Pouco De Nós Sobre Voz* , SP, Pró Ed.

VOLNOVICH, J.(1991) *Lições Introdutórias à Psicanálise de Crianças*, RJ, Relume-Dumará.

WINNICOTT, D.W.(1975) *O Brincar e a Realidade*, RJ, Imago.

_____ (1983) *O Ambiente e os Processos de Maturação: estudos sobre a teoria do desenvolvimento emocional*, RS, Artes Médicas.

Sobre a autora

Maria Claudia Cunha

Nasceu em São Paulo, graduou-se em Fonoaudiologia pela PUC-SP onde obteve o título de mestre em Distúrbios da Comunicação e de doutora em Psicologia Clínica. É professora da Faculdade de Fonoaudiologia na PUC-SP desde 1980, do Curso de Especialização em Distúrbios da Comunicação, além de atuar em consultório particular.

www.gruposummus.com.br